노력하는 뇌는 잠들지 않습니다.
마음과 몸이 모두 건강하시기를 바라며

_____ 님께 드립니다.

_____ 년 ____ 월 ___ 일

_____ 드림

치매박사 박주홍의
뇌 건강법

Foreign Copyright:
Joonwon Lee
Address: 3F, 127, Yanghwa-ro, Mapo-gu, Seoul, Republic of Korea
　　　　　3rd Floor
Telephone: 82-2-3142-4151
E-mail: jwlee@cyber.co.kr

치매박사 박주홍의 뇌 건강법

2017년 4월 17일 1판 1쇄 발행
2021년 9월 27일 1판 4쇄 발행

지은이 │ 박주홍
펴낸이 │ 최한숙
펴낸곳 │ BM 성안북스
주소 │ 04032 서울시 마포구 양화로 127 첨단빌딩 3층(출판기획 R&D 센터)
       │ 10881 경기도 파주시 문발로 112 파주 출판 문화도시(제작 및 물류)
전화 │ 02) 3142-0036
      │ 031) 950-6386
팩스 │ 031) 950-6388
등록 │ 1978. 9. 18. 제406-1978-000001호
출판사 홈페이지 │ **www.cyber.co.kr**
이메일 문의 │ sunganbooks@naver.com
ISBN │ 978-89-7067-327-1 (13510)
정가 │ 15,000원

이 책을 만든 사람들
본부장 │ 전희경
기획 │ 북케어(www.bookcare.net)
디자인 │ 박원석
홍보 │ 김계향, 유미나, 서세원
국제부 │ 이선민, 조혜란, 권수경
마케팅 │ 구본철, 차정욱, 나진호, 이동후, 강호묵
마케팅 지원 │ 장상범, 박지연
제작 │ 김유석

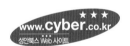

■ **도서 A/S 안내**

성안당에서 발행하는 모든 도서는 저자와 출판사, 그리고 독자가 함께 만들어 나갑니다.
좋은 책을 펴내기 위해 많은 노력을 기울이고 있습니다. 혹시라도 내용상의 오류나 오탈자 등이
발견되면 **"좋은 책은 나라의 보배"**로서 우리 모두가 함께 만들어 간다는 마음으로 연락주시기
바랍니다. 수정 보완하여 더 나은 책이 되도록 최선을 다하겠습니다.
성안당은 늘 독자 여러분들의 소중한 의견을 기다리고 있습니다. 좋은 의견을 보내주시는 분께는
성안당 쇼핑몰의 포인트(3,000포인트)를 적립해 드립니다.
잘못 만들어진 책이나 부록 등이 파손된 경우에는 교환해 드립니다.

치매박사 박주홍의

뇌 건강법

한의학박사 · 의학박사 · 보건학석사 **박주홍**

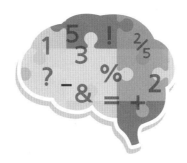

BM 성안북스

치매는 누구나 걸릴 수 있다

가족 중에 누군가가 치매에 걸리면 온 가족들에게 비상이 걸린다. 어떤 병원을 선택하는가의 문제에서부터 어떤 치료를 얼마 동안 받아야 하는지, 그리고 앞으로의 치료 경과는 어떻게 되는지, 음식은 어떻게 먹어야 하는지, 생활습관은 어떻게 가져야 하는지, 운동은 어떻게 해야 하는지, 재발하지는 않는지, 후유증 치료는 어떻게 해야 하는지, 간병인의 선택은 어떻게 할지 등 생각해야 할 문제가 너무 많기 때문이다. 치매라는 병의 특성상 이런 위급 상황에서 어느 누구도 시원한 해결책을 내 놓을 수 없다는 것이 또한 의료계의 슬픈 현실이다. 병원이라는 곳으로 환자를 모셔두어도 이게 과연 환자를 위한 제대로 된 치료인지 가족들은 늘 불안해하며, 또 실제로 의료인들도 치매와 관련하여 명확한 답변을 해주지 못하는 것이 사실이다. 이 책은 이러한 비상 상황에서 어떻게 하면 치매에 걸린 환자와 가족들이 다시 건강하고 행복한 가정으로 돌아갈 수 있을지에 대한 길잡이 역할을 하고자 한다. 따라서 의료인의 입장이 아닌 치매 환자와 가족의 입장에서 실제적인 도움이 될 만한 내용 위주로 집필하게 되었다. 또한 치매의 위험성을 미리 알고 가장 근본적인 치료인 예방을 위해 고민하는 독자 여러분들께도 많은 도움이 되고자 한다.

특히 이 책에서는 치매의 '희망적인 치료'를 강조하고 있다. "치매에 걸리면 완치가 어렵다.", "뇌세포는 한 번 죽으면 절대로 재생하지 않는다. 이대로 평생을 살아야 한다." 등의 부정적인 선입견이 더 많은 환자와 가족들의 건강과 행복을 빼앗아간다. 물론 치매란 병 자체가 그렇게 쉽게 치료되는 것은 아니다. 그러나 희망적인 생각을 하면서 치료에 대한 긍정적인 확신을 가지고 치료를 받는 것과 절망적이고 부정적인 생각으로 치료받는 것은 그 결과에 있어서 아주 큰 차이가 있다. 필자가 치매와 같은 뇌 의학을 다루는 국제적 연구를 위해 하버드대학교 의과대학Harvard Medical School과 부속병원Brigham & Women's Hospital, Massachusetts General Hospital의 치매심신의학 임상교육과정을 공부하면서 느낀 점이 있다. 그것은 바로 세계적으로 저명한 학자들이 최근 치매 연구와 관련하여 가장 강조하는 점이 치매의 예방과 치료에 있어서 평소의 적절한 명상치료법, 식습관, 생활습관, 운동법 실천을 통한 내 몸에 숨어 있는 '자가치유능력Self-care'의 향상이라는 것이다.

특히 명상치료법처럼 영혼적 치료를 가미한 영혼적 뇌와 신체적인 뇌 모두 건강할 수 있는 뇌의 환경을 만드는 것이 치매의 예방과 치료에 있어서 핵심이다. 이에 필자가 만든 신조어이자 이 책에서 강조하고자 하는 '영뇌靈腦건강법[영혼적 뇌와 신체적인 뇌의 조화로운 건강법, 뇌를 평생 젊게 만드는 건강법, 노력하는 뇌는 잠들지 않는다]'의 중요성이 현대 사회에 널리 인식되어야 할 것이다. 마음으로 몸을 다스리는 심신의학의 세계 최고 권위자인 하버드대학교 의과대학 허버트 벤슨 교수를 비롯하여 『Encounters with QiExploring Chinese Medicine』의 저자인 하버드대학교 의과대학 아이젠버그David Eisenberg 교수 등 세계적인 학자들은 현대의학적인 치료로 해결될 수 있는 질병의 비율이 전체를 100%로 볼 때 25%이하라고 말한다. 미국 국립보건원National Institutes of Health, NIH의 발표에서도 현대의학으로 해결할 수 있는 질병의 범위는 30% 이하라고 말하고 있다. 또한 『뇌내혁명』의 저자로 유명한 일본의 하루야마 시게오에 의하면 현대의학으로 치료할 수 있는 범위가 20%에 불과하다는 말까지도 나오고 있다.

따라서 우리가 건강을 유지하고 질병을 치료함에 있어서 환자 본인의 명상치료법, 식습관, 생활습관, 운동법의 실천을 통한 자가치유능력의 향상과 함께 가족의 정신적 격려와 지지로 치료할 수 있는 범위가 무려 75%에 육박한다는 사실을 명심할 필요가 있다.

이 책의 집필 목적은 크게 2가지이다

(1) 전 세계적으로 치매가 사회적으로 큰 이슈가 되고 있는데 아직까지 한국에는 치매의 동양의학과 서양의학적 개념에 대한 비교 연구가 잘 안 되어 있어 치매 환자와 가족들이 큰 혼란을 겪고 있을 뿐만 아니

라, 치매에 대한 자세하고 정확한 이해를 위한 책을 찾아보기도 힘든 현실을 개선해 보겠다는 생각이다.

(2) 주요 언론과 방송 등 각종 매체에서 치매는 불치병이라는 부정적인 견해가 지배적이라서 환자와 가족들이 간병을 하면서도 '사실상 희망이 없다.'는 마음의 고통을 겪고 있는 것을 조금이라도 바꾸어 보겠다는 생각이 그것이다.

이 책을 통해 치매의 예후에 대한 정확한 인식을 독자들에게 알려 치매 치료의 희망을 애초부터 버리는 참담한 경우를 막고자 한다. 그래서 치매 환자와 가족들에게 치매라는 병이 치료가 쉽진 않지만 무작정 포기하는 것이 아니라 조금이라도 치료의 방법을 찾기 위해 끝까지 노력해보자는 희망을 주고 싶다.

물론 그 희망이 단순한 정보 전달에 그치는 것이 아니라 치매라는 병에 대한 정확한 이해를 위한 일목요연한 자료의 제공은 물론 나아가 명상치료법, 음식식생활, 의식동원, 습관, 운동을 통한 치매 치료의 75% 정도를 차지하는 자가치유능력의 향상에 대한 구체적인 실천방안을 뚜렷하게 제시하고 싶었다.

때마침 필자가 KBS, MBC, SBS 방송3사는 물론 EBS, 15억 중국 최대국영방송 CCTV, 전 세계 187개국이 영어로 시청하는 Arirang 국제

방송 등 각종 채널을 통해서 출연하여 치매 관련 의학자문을 하며 큰 호응과 효과를 보았다는 부분들까지 포함해서 전달하면 크게 도움이 될 것이라 생각한다.

무엇보다도 치매 환자에 대한 가족들의 이해와 사랑이 치매 환자에게는 매우 중요한 정신적 치료가 되고 있다는 것을 절대로 잊어서는 안 된다. 치매는 신체적인 질병인 동시에 정신적 질병이므로 무엇보다 치매 환자에 대한 가족과 사회의 이해와 배려가 중요하다. 각종 매체TV 뉴스, 드라마에서도 치매 환자에 대해 지나치게 부정적으로 묘사하는 경우가 많은데 이 경우 치매 환자를 둔 가정에서는 시청하지 않는 편이 차라리 낫다. 치매는 노령화 사회가 된 현대 시대에 우리가 함께 안고 가야하는 자연의 순리에 따른 일상적인 질병이기 때문이다.

2012년 현재 65세 이상 노인 10명 중 1명이 치매로 53만 명 정도가 해당한다. 2025년에는 103만 명으로 육박할 예정이라고 한다. 이 책은 그 53만 명의 치매 환자 및 가족들, 그리고 150만 여 명의 경도인지장애치매직전단계 환자, 치매 예방을 위해 치료가 꼭 필요한 위험군과 중증의 건망증을 앓고 있는 많은 사람들, 치매를 미리 예방하고자 하는 사람들에게 조금이라도 도움이 되기를 바라는 마음에서 쓰였다.

끝으로 미국 학회에 갈 때마다 반갑게 맞아 주시고 필자의 치매 관련

연구에 많은 관심을 가져 주시고 항상 "계속 연구하라 Keep doing!"라고 격려해 주시는 미국 하버드대학교 의과대학의 허버트 벤슨 교수님께도 감사의 말씀을 드린다.

모든 사람들의 건강장수를 바라며
한의학박사 · 의학박사 · 보건학석사 **박주홍**

영뇌건강법이란 무엇인가?

노력하는 뇌는 잠들지 않는다!
영뇌건강법으로 치매를 막고 뇌를 평생 젊게 유지하라!

영뇌靈腦건강법[Spirit&Brain Health]은 필자가 치매, 중풍, 불안장애
공황장애, 우울증 등 20여년 이상 뇌관련 질환을 연구하면서 만든 신조어
이다. 이것은 크게 2가지의 의미로 해석할 수 있다.

(1) 눈에 보이지 않는 마음과 같은 '영혼적 뇌Spiritual Brain'와 눈으로
확인할 수 있는 뇌혈관, 뇌세포와 같은 '신체적 뇌Physical Brain'의 조화
로운 건강법을 말한다. 즉, 단순히 눈에 보이는 신체적 뇌만 관리할 것
이 아니라 눈에 보이지는 않지만 신체적 뇌를 컨트롤하는 궁극적인 뇌
인 영혼적 뇌를 같이 관리하여야만 완벽한 뇌 건강을 지킬 수 있다는 것
에서 출발한 뇌 건강법이다.

(2) Young Brain 즉, 뇌를 평생 젊게 만드는 건강법으로도 해석할 수
있어서 젊은층에서의 뇌 건강과 집중력 향상, 기억력 증진 그리고 치매
예방에 도움이 되는 건강법이다.

1948년 세계보건기구WHO, World Health Organization 헌장의 정의에 의

하면 '건강이란 다만 질병이 없거나 허약하지 않다는 것을 말하는 것이 아니라 신체적, 정신적 및 사회적으로 완전히 안녕한 상태에 놓여 있는 것이다. Health is a complete state of physical, mental and social well-being and not merely the absence of disease or infirmity' 라고 되어 있다.

또한 세계보건기구는 최근에 신체적, 정신적, 사회적 안녕physical, mental and social well-being이라는 기존의 건강 정의에 '영적건강靈的健康, spiritual well-being'을 추가하기로 결정했다. 즉, 신체적, 정신적으로 질병이 없고 원만하게 사회생활을 누린다고 해도 영적靈的인 만족을 얻지 못한다면 이를 진정한 건강이라고 보기 어렵다는 의미이다.

'영적건강'이란 비유를 하자면 배부른 돼지로 살기보다는 "과연 무엇을 위해 사느냐?"라는 질문에 적절하게 대답할 수 있어야 진정으로 건강하다고 할 수 있다는 의미이다.

눈에 보이는 신체적 뇌의 건강은 물론이고 눈에 보이지 않는 영혼적 뇌의 건강까지 건강해야 비로소 진정으로 뇌가 건강할 수 있다는 의미에서 영뇌건강법은 '완전한 뇌 건강'을 의미한다.

치매는 단순히 나이가 들어 신체적인 뇌가 손상된 상태만을 지칭하는 것은 아니다. 치매는 영혼적 뇌와 신체적 뇌가 모두 병이 든 상태이다. 따라서 뇌세포와 뇌혈관 등 신체적 뇌의 건강은 물론이고 명상치료법 등을 통한 눈에 보이지 않는 영혼과 마음의 컨트롤을 통한 영혼적 뇌의 건강이 회복되지 않고서는 완벽한 치매의 예방과 치료는 힘들다. 이것은 치매 치료가 눈으로 확인하기 힘든 인지기능의 저하가 있기 때문에 뇌세포와 뇌혈관에 대한 기계적인 신체적 뇌의 치료만으로는 치료가 매우 힘들다는 뜻이다.

영뇌건강법은 필자가 하버드대학교 의과대학 등을 비롯한 국제적 뇌의학 학문 교류, 뇌 관련 질환 연구, 치매 환자 치료를 통한 임상적 뇌연구, 치매 연구 등 지난 20여 년 이상의 뇌 연구를 바탕으로 나름의 체계를 세우고 진행해서 성과를 본 것들을 토대로 창안하였다.

영뇌건강법은 치매를 예방하고 치료하는 '영뇌명상치료법', 치매를 예방하고 치료하는 '영뇌음식', 치매를 예방하고 치료하는 '영뇌습관', 치매를 예방하고 치료하는 '영뇌운동'으로 대표될 수 있다.

자가치유능력향상 (본인이 할 수 있는 부분) (Self-care, 75%)				의학적 치료가 도움이 되는 부분(25%)	
명상치료법	음식	습관	운동	한의학적 치료	서양의학적 치료

이 책에서는 필자의 이런 영뇌건강법을 대표하는 영뇌명상치료법의 대표 격인 명상치료법 CD는 물론, 필자가 전 세계인을 대상으로 스트레스 해소법에 대한 해결책을 제시한 스트레스 해소법인 '해피 버튼' Stress Busters: The Happy Buttons[1]은 유튜브를 검색하면 바로 찾을 수 있다. 해피 버튼은 뇌 기능을 개선하고 스트레스를 조절하여 치매의 예방과 극복에 큰 도움이 되리라고 본다. 다만 알고 실천하지 않는 것은 무의미하기 때문에 알고 매일 꾸준하게 실천하는 것이 가장 중요하다.

또한 치매를 예방하고 치료하는 영뇌음식식생활에서는 KBS [아침뉴스타임]과 MBN [엄지의 제왕] 등에 출연하면서 여러 번에 걸쳐서 소개가 되고, 각종 신문에서도 앞다투어 기사화를 하면서 추천받은 영뇌차 등 뇌를 활성화시키는 차와 음식에 관한 이야기도 풍성하게 담고 있다.

필자는 이것들을 통해 사람의 몸 안에 숨어 있는 75%의 자가치유능력을 극대화함으로써 영혼적 뇌와 신체적 뇌의 균형을 맞추어 주어 완벽한 뇌 건강을 지켜주면 치매를 예방하고 치료하는 데 큰 도움이 될 것이라 확신한다. 또한 이것이 바로 영뇌건강법의 핵심이라고 말하고 싶다.

여기에 더해 제아무리 좋은 구슬이 서 말 아니라 스무 말이 있어도 꿰지 않으면 보배가 되지 못하듯, 좋은 실천방법도 노력하지 않으면 무용

1) https://www.youtube.com/watch?v=vLqoyA6a5Hc

지물일 뿐이다. 그러니 "노력하는 뇌는 잠들지 않는다."는 것이야말로 이런 영뇌건강법의 실천정신이며 핵심이라고 할 것이다.

20대부터 치매 예방을 준비해야 하는 이유

영뇌건강법은 '평생 늙지 않는 뇌 건강법' 이라서 20, 30대의 젊은 층의 집중력 향상에도 도움이 되기도 하고, 우리의 뇌와 몸은 이미 20대 중반부터 노화가 시작되므로 뇌의 퇴화를 근본적으로 막기 위해서는 20대부터 준비하는 자세가 필요하다.

최근에 20-30대의 젊은 층에서 방심하여 술, 담배를 많이 하다가 인지기능이 떨어져 알코올성 치매, 전두측두치매 등 젊은층의 치매도 증가 추세에 있고 40대 이상보다는 20대부터 미리 대비하는 것이 보다 근본적인 치매 예방에 확실하게 도움이 될 것이다.

실제로 병원에 20-30대의 직장인들이 회식 등에서 술을 마시고 난 뒤에 일정 시간의 기억이 전혀 안 나는 '블랙아웃' 증상치매의 전조 증상으로 내원하는 경우와 직장에서 업무처리를 신속하게 해야 하는데 집중력이 떨어져서 직장생활에 어려움을 겪는 경우, 그리고 스마트폰 등에 의존하는 생활습관으로 인한 젊은층의 디지털 치매 등은 예전에는 40대 이상의 연령층에서 나타나는 치매 위험 증상들이었다. 그런데 이것이 이제 20-30대의 젊은 층에서도 나타나는 경우가 급증하고 있다.

최근 미국 버지니아 대학 연구팀은 뇌의 노화가 시작되는 시점을 제시해 눈길을 끌었다. 7년간 18세~60세 사이의 남녀 2,000명을 상대로 한 실험결과 27세가 되면 생각하는 속도와 공간의 시각화 등의 점수가 크게 낮아졌으며, 37세부터는 기억력과 관련된 테스트의 점수가 하락한다는 사실을 밝혀냈다. 또 42세가 되면 다른 테스트들에서도 점수가 낮아지는 현상을 볼 수 있었다. 연구결과 뇌가 가장 빛을 발하는 나이는 22세이며, 27세부터 본격적인 노화가 시작된다고 한다.

사실 치매의 근본적인 예방을 위해서는 40대부터 시작하는 것도 늦다는 것이 치매 전문가인 필자와 많은 세계적인 치매 연구 학자들의 입장이다. 특히 치매 가족력이 있는 경우에는 유전적 성향을 갖고 태어난 경우이기 때문에 40대부터 치매 예방을 준비해서는 늦다. 100세 시대의 근본적인 치매 예방을 위해서는 반드시 노화가 시작되는 20대부터 미리 대비를 해야 한다. 뇌는 생각보다 빨리 노화가 시작되기 때문에 노화를 방지하기 위한 관리를 조금 더 빨리 시작해야 할 것이다.

하버드대학교 의과대학이 알려주는 '최적의 기억력에 도달하는 길'
The Harvard Medical School Guide to Achieving OPTIMAL MEMORY

치매를 예방하고 치료하는 긍정적인 생활습관 중에서 가장 중요한 것은 최적의 기억력에 도달하는 것이다. 나이가 많다고 해서 최적의 기억력에 도달하는 것이 불가능한 것은 아니다. 긍정적인 생활습관을 유지하고 지키는 것은 실행하기 힘들거나 돈이 많이 들지 않는다. 하버드대학교 의과대학에서는 과학적으로 연구되고 최적의 기억력에 도달하는 효과가 검증된 치매 예방법을 오른쪽 상자 안에 있는 13개의 방법으로 요약하고 있다. 이와 같은 생활습관을 평소의 생활 속에서 꾸준하게 실천하면 치매의 예방과 치료에 좋은 효과를 거둘 수 있을 것이다. 물론 이런 내용들은 대부분 우리가 익히 알고 있는 내용이다. 정말로 중요한 것은 이런 내용을 단순하게 아는 것이 아니라 이것을 적극적으로 실천하는 것이다. 이것은 마음, 뇌, 몸을 잘 경영하여 최적의 기억력에 도달하고 치매를 예방하는 일종의 자기 수칙이다.

13개의 수칙의 영문 앞글자를 따면 '옵티멀 메모리OPTIMAL MEMEORY'이다. 이렇게 영어의 원문으로 소개하는 이유는 이러한 수칙을 생각할 때도 영어라는 외국어를 통해서 기억하면 새로운 자극을 통하여 좀 더 대뇌의 활성도를 높이는 데 도움이 되기 때문이다. 옵티멀 메모리 OPTIMAL MEMEORY라는 앞글자를 외우고 나머지 뒷부분은 퍼즐 형식으로 맞추기를 하면서 이 수칙을 생각해 보면 치매 예방에 많은 도움이 되리라고 판단하여 한글과 영문을 같이 표기하였다.

치매 예방에 도움이 되는 옵티멀 메모리

1. 규칙적으로 운동하라(Obtain regular exercise).

2. 담배를 끊어라(Put out the cigarettes).

3. 비타민을 섭취하라(Take vitamins).

4. 남들과 잘 어울려라(Involve yourself with others).

5. 건강 식단을 유지하라(Maintain healthful nutrition).

6. 밤에 잘 자도록 노력하라(Aim for a good night's sleep).

7. 새로운 것을 배워라(Learn something new).

8. 술은 적당히 마셔라(Moderate alcohol intake).

9. 적극적인 삶을 살아라(Engage in life).

10. 스트레스를 잘 관리하라(Manage stress).

11. 생각과 생활을 잘 정리하라(Organize your thinking, organize your life).

12. 뇌를 보호하기 위해 일상적으로 예방 조치를 취하라(Routinely take precautions to protect your brain).

13. "그래 할 수 있어!"라는 긍정적인 태도를 유지하라(Yes you can! Maintain a positive attitude).

목차

목차

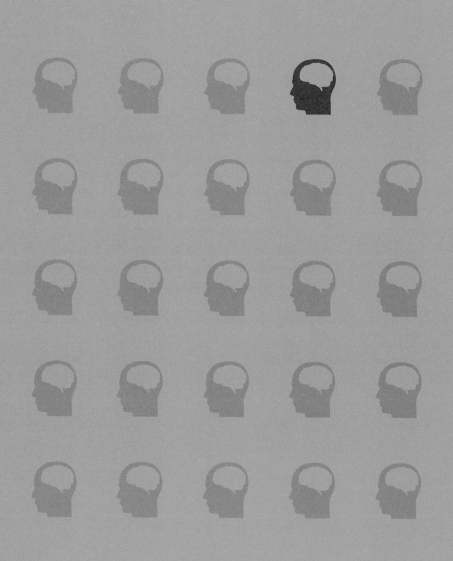

PART 1

사회를 병들게 하는 병, 치매가 오고 있다!

chapter 1

아주 오래되고 무서운 병, 치매

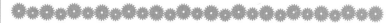

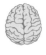 치매란 뇌 기능의 손상으로 인해 기억력, 사고력, 언어능력, 판단력 등 지적 기능이 저하되고 심하면 대 · 소변을 가리지 못하는 상태를 말한다.

치매痴呆는 오래전부터 동양의학의 옛 문헌에도 기록되어 있을 정도로 매우 심각하고 오래된 질환이다. 동양의학에서는 이러한 치매를 매병呆病이라 불렀는데, 한대漢代에 이르러 화타華陀, 145~208년가 처음으로 치매痴呆라 이름하기 시작하였다. 『동의보감』에서는 치매를 '건망健忘', '정신몽매精神蒙昧'라고 표현하고 있으며, 증후군에 따른 치료법을 논하는 한의학적 이론인 변증론치辨證論治에 따른 자세한 처방들이 기재되어 있다.

한의학에서 치매의 정의는 그 한자를 풀어 보면 잘 이해할 수 있다.

'치痴'는 '어리석다'는 의미인데 알지知자에 병부疒가 붙어 있으므로 기억력, 사고력, 언어능력, 판단력 등의 지능知能과 지성知性이 병들었다는 뜻으로 이해할 수 있다. '매呆'자 역시 그 의미는 '어리석다'는 의미인데 이것은 사람이 기저귀를 차고 있는 모습을 형상화한 상형문자象形文字에서 나왔다고 알려져 있다. 즉, 치매에서 '치'는 지능과 지성의 이상을 말하며, '매'는 현대적 분류의 치매 말기에서 보이는 증상인 대·소변을 가리지 못하는 증상을 의미한다.

따라서 '치'와 '매' 두 글자의 의미를 잘 살펴보면 치매 환자의 증상을 미루어 짐작할 수 있다. 이와 같이 치매란 뇌 기능의 손상으로 인해 기억력, 사고력, 언어능력, 판단력 등 지적 기능이 저하되고 심하면 대·소변을 가리지 못하는 등 일상생활에 지장을 초래하는 상태를 말한다.

『동의보감』에서는 치매 치료에 있어서 장원환, 총명탕, 이삼단 등의 기억력에 관련된 처방이 많이 소개되어 있어서 기억력 개선과 치매 예방 및 치료에 임상에서 많이 활용해 왔다. 특히 치매 치료제 개발에 있어서도 뇌로 가는 혈액순환의 문제를 유발하는 허한증虛寒證을 치료하는 약재가 더 가능성이 있을 것으로 내다보고 있다. 또한 『동의수세보원』이후에는 사상체질을 고려한 사상체질 특화 치매 처방, 자율신경계 특화 치매 처방이 개발되어 왔다. 최근에는 환자의 마음과 몸을 모두 고려한 심신의학 특화 치매 처방이 연구 중에 있다.

한의학에서는 치매의 유형[1]을 임상 양상에 따라서 문치文痴와 무치武痴로 분류했다. '정신이 억울되고 표정이 결핍되고 침묵하여 말이 없고 언어에 논리가 없으며 움직임이 적은' 증상을 문치文痴라 칭하며, 이는 지금으로 치면 노인성 치매에 해당된다. 무치武痴는 '광란무지狂亂無知하며 성질이 광폭하고 울고 웃음이 일정하지 않으며, 헛소리를 하고 소리가 크고 떠들썩하며 담을 넘기도 하고 욕함에 친소親疎를 가리지 않고, 혹은 기력이 지나치어 사람을 해치기도 하고, 물건을 훼손하는' 것과 같이 그 증상이 동적動的이고 시끄럽고 조급하며躁 양陽에 속한다. 이 무치는 대개 청·장년층에서 다발하며 광증狂證의 범주에 해당된다.

다음으로 한의학에서 증상을 위주로 치료법을 논의하는 '변증론치' 별 분류로 보면 7가지의 치매 유형이 나온다. 1. 기혈허약氣血虛弱형, 2. 간신부족肝腎不足형, 3. 비신휴허脾腎虧虛형, 4. 정기부족精氣不足형, 5. 기체혈어氣滯血瘀형, 6. 담탁조규痰濁阻竅형, 7. 열독치성熱毒熾盛형이 그것이다.

각각의 원인과 증상은 표를 참고하도록 하자.

이밖에도 사상체질별 분류도 있는데 이것은 체질별로 오장육부 중 특정 장기의 기능 저하를 원인으로 지목하고 있다. 예를 들어 소음인少陰人

---

1) 전국한의과대학 신경정신과 교과서편찬위원회 편, 한의신경정신과학(서울: 집문당, 2011), 336-337.

치매의 종류 및 원인	증상	치법
기혈허약 (氣血虛弱)형	신정(神情)이 둔하고 지력(智力)이 떨어짐. 얼굴이 창백하고 식욕이 부진함.	익기양혈(益氣養血), 건뇌익지(健腦益智)
간신부족 (肝腎不足)형	선천의 품부부족(稟賦不足), 신체허약, 오랜 병으로 인한 영양부족으로 간과 신장의 기능이 부족하고, 수해(髓海)가 충만하지 못하여 기억이 제 작용을 못함.	보익간신(補益肝腎)
비신휴허 (脾腎虧虛)형	표정이 둔하고 행동이 느리고 완만하고 침묵 하여 말이 없고 기억력이 떨어지며 계산하기 어렵고 논리가 없다. 동반하여 허리와 무릎이 시리고 음식을 많이 먹지 못하고 기(氣)가 없어 말하기조차 귀찮아하고 입 주위로 침을 흘림.	보신건비(補腎健脾)
정기부족 (精氣不足)형	연로하여 표정이 둔하고, 행동이 느리며 기억력이 현저히 떨어지고, 언어가 느리고 둔하 며, 말이 맞지 않고 행동이 어리고 혼자 있기를 좋아하며, 비관하여 말을 하지 않고 때론 울고 때론 웃는다.	보익정기(補益精氣)
기체혈어 (氣滯血瘀)형	정신이 담막(淡漠)하고 반응이 느리고 말이 없으며 쉽게 잊어버리고 쉽게 놀라며 수면 중에 쉽게 깨고 혹은 이상한 행동을 하며 망상이 있고 머리가 아프며 잠을 자지 못한다.	행기활혈(行氣活血), 통규성뇌(通竅醒腦)
담탁조규 (痰濁阻竅)형	정신이 억울(抑鬱)하고 표정이 둔하게 보이며, 지능이 쇠퇴하고, 쉽게 잊어버리며 언어가 맑지 못하고 권태롭고 기력(氣力)이 없어 조용히 말이 없고 혹은 울고 웃음이 정상이 아니고 혹은 재잘되며 스스로 말한다.	활담화탁(豁痰化濁), 개규성신(開竅醒神)
열독치성 (熱毒熾盛)형	두통, 현훈(眩暈), 기억력 감퇴, 심번(心煩), 불면, 구강 인후 건조, 혹은 울고 웃음.	청열해독(淸熱解毒)

신대비소[腎大脾小]형 치매는 말 그대로 비소 즉, 비장기능의 저하가 가장 큰 원인인 셈이다. 이와 같은 원리로 태음인太陰人의 폐장기능 저하가 가장 큰 원인인 간대폐소[肝大肺小]형 치매, 소양인少陽人의 신장기능 저하가 가장 큰 원인인 비대신소[脾大腎小]형 치매, 태양인太陽人의 간장기능 저하가 가장 큰 원인인 폐대간소[肺大肝小]형 치매가 있다.

한편 서양의학에서 바라보는 치매란 후천적인 뇌 질환에 따른 다발성 인지기능 장애가 일상생활이나 사회생활에 어려움을 초래하는 상태를 말한다. 여기서 말하는 다발성 인지기능 장애란 기억장애 외에 한 가지 이상의 인지기능 장애가 있거나, 기억장애가 없을 경우 언어장애, 시·공간 능력 장애, 성격 및 감정의 변화, 판단력을 포함한 전두엽 집행기능의 장애 중 3가지 이상의 인지기능 장애가 있을 경우로 정의한다.[2]

따라서 우리들은 치매와 건망증을 확실하게 구분해야 한다. 치매와 건망증을 구별하지 못해서 기억력의 저하를 단순히 나이 탓으로 돌리고 대수롭지 않게 생각하다가 치매의 조기치료 기회를 놓치는 경우가 많기 때문이다.

서양의학에서 치매의 종류는 매우 다양하지만 크게 3가지로 나눌 수

2) 「Clinical Practice Guideline for Dementia, Part I : Diagnosis & Evaluation」(보건복지부 지정 노인성 치매 임상연구센터, 2009. 9. 19)

있다. 첫째는 전체 치매의 50-70%를 차지하며 고령많은 나이, 여성여성에
많음, 가족력, 우울증, 두부 손상의 과거력 등이 주요위험요인으로 작용
하는 알츠하이머성 치매다. 이 병은 초기에 진단받으면 치료제로 진행
을 방지하거나 지연시킬 수 있다. 둘째는 전체 치매의 20-30%를 차지
하며 고혈압, 심장병, 당뇨병, 동맥경화, 고지혈증, 흡연 등으로 인해 발
생하는 뇌혈관성 치매다. 이 병은 이와 같은 위험 요인을 관리하면 예방
이 가능하다. 또한 인지기능 개선제, 항혈소판 제제, 항응고제 등의 치
료제로 재발 방지가 가능하다. 셋째는 전체 치매의 5-10%를 차지하며
갑상선 기능 저하증, 경막하 출혈, 정상압 뇌수종, 양성 뇌종양, 비타민
B12 결핍 등에 의해 발생하는 기타 치매이다. 기타 치매는 원인 문제를
해결하면 치료가 가능하다.

chapter 2

세계는 지금 치매와 전쟁 중

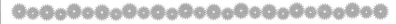

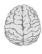 치매는 단일 질환을 가리키는 말이 아니며, 의학 용어를 사용한다면 특정 증상들의 집합인 하나의 '증후군'에 해당된다. 그리고 이를 유발하는 원인 질환은 세분화할 경우 수십 가지에 이른다.

치매는 비단 우리나라만의 문제가 아니라 전 세계적으로도 아직 그 원인과 치료가 명확하지 않은 병이다. 누구나 조금씩은 가지고 있는 건망증은 뇌의 특정 부위에 저장해 둔 기억을 필요할 때에 꺼내어 쓰지 못하는 단순한 기억장애이다. 반면에 치매는 뇌세포의 파괴와 같은 뇌손상으로 인해서 기억 자체를 못하는 병이다.

자꾸 깜빡깜빡하면 일단 치매가 시작되었다고 생각하는 사람들이 많은데 치매와 건망증을 구별하는 것이 치매 발견의 시작이다.

건망증과 치매를 구별하지 못해서 "나이가 많이 들면 당연히 기억력

30

이 떨어지고 잠시 깜빡 잊는 것은 대수롭지 않다."고 생각하다가 치매를 빨리 발견하지 못해 조기 치료의 기회를 놓쳐 버릴 수 있기 때문이다.

대표적으로 주부들이 불 위에 뭘 올려놓고 깜빡해서 다 태워먹거나 거리에서 한참 수다 떨다가 자신이 여기 왜 있는 것인지를 잠시 착각하는 것은 집중력이 헝클어져 건망증이 나타난 것이지 치매가 아니다. 기억력의 장애라기보다는 일종의 주의력 장애라 할 수 있다. 스트레스, 우울, 피로, 수면 부족 등이 본인의 집중력을 떨어뜨리고 이것이 기억력을 떨어뜨리는 원인이 되는 셈이다.

필자가 치매와 중풍 등 뇌 의학의 국제적 연구를 위해 하버드대학교 의과대학과 부속병원의 치매임상교육과정Harvard Medical School, Brigham & Women's Hospital, Dementia을 수료하면서 특히 공감했던 점은 동·서양 구분할 것 없이 바로 치매의 예방과 조기치료의 중요성과 사람의 몸 안에 숨어 있는 '자가치유능력Self-care'을 강조하고 있다는 것이다.

나이가 많은 어르신들을 모시고 사는 가정에서는 치매와 건망증을 잘 구별해야 한다. 하지만 이것을 구별하는 것은 쉽지 않으므로 구별이 애매한 경우에는 귀찮게 생각하지 말고 반드시 빨리 치매 전문 의료기관을 찾아서 미리 검진받고 대책을 마련해야 한다. 치매 역시 다른 질병들과 마찬가지로 가장 근본적인 대책은 적극적인 예방과 조기치료에 있음을 명심할 필요가 있다. 우리 사회에 만연해 있는 "으레 그러려니…"라고 대충 미루고 "그러다 말겠지." 하는 차일피일 증후군에서 벗어나야만 치매 역시 확실한 예방과 조기치료가 가능하다는 말이다. 한방에서는 이러한 조기치료를 치미병治未病, 병이 나기 일보 직전의 상태에서 미리 예방하고 조기 치료함이라고 하는데 이 단계에서만 치매의 근본적인 치료가 가능하므로 이 시기에 집중적인 치료를 받는 것이 매우 중요하다.

치매는 대부분 만성적이며 진행성으로 기억력, 언어기능, 시·공간기능, 실행기능, 계산기능 등 인지기능의 다발성 장애와 정서증상, 성격변화, 행동증상 등이 나타나는 광범위한 의미의 뇌 정신질환을 말한다. 그런데 대부분의 사람들이 이러한 치매를 하나의 질병으로만 생각하고 있다. 때문에 치매는 모두 다 똑같은 것이고, 별다른 치료법이 없다고 속단해 버린다. 그러나 분명히 알아야 할 사실은 치매는 단일 질환을 가리키는 말이 아니며, 의학 용어를 사용한다면 특정 증상들의 집합인 하나의 '증후군'에 해당된다는 점이다. 정작 치매라는 임상 증후군을 유발하는 원인 질환은 세분화할 경우 수십 가지에 이른다. 치매는 단순한 기억력만의 장애가 아니라, 지남력[3]이나 언어 능력을 비롯한 인지 기능 전반의 장애이고, 성격 변화와 망상 등을 비롯한 정신병적 증상을 동반하

---

3) 마음이 세 가지 차원—시간, 장소, 인간—을 인식하는 기능이다. 일반적인 지남력 상실(disorientation)은 시간으로 시작하여 공간으로 확장되고, 마지막으로 사람을 알아보지 못하는 지경에 이른다.

는 경우도 적지 않다. 돈이 없어졌다며 근거 없이 가까운 가족을 반복적으로 의심하고, 예전에는 혼자서 잘 다니시던 곳에서 길을 잃기도 하고, 계절을 분간하지 못하기도 하며, 적절한 어휘를 생각해내지 못해 의사표현이 점차 모호해지고, 돈 계산이 자주 틀리거나 그리 복잡하지 않은 계산인데도 아예 하지 않으려 하는 등의 증상이 동반된다면 이 역시 치매를 의심해야 한다. 치매를 진단하기 위해 가장 널리 사용되는 미국정신의학회의 정신장애 분류체계의 진단 기준[4]은 다음과 같다.

정신장애 분류체계의 진단 기준

A. 여러 가지 인지 결핍이 발생하는데, 다음 중 A1을 포함한 두 가지로 나타난다.

  1. 기억장애(새로운 정보를 학습할 능력 장애, 과거 학습한 정보를 회상하는 능력의 장애)

  2. 다음의 인지장애 중 하나(또는 그 이상)가 존재
      a. 실어증(언어장애)
      b. 실행증(운동기능이 정상인데도 운동 활동 수행 능력의 손상)
      c. 실인증(감각기능이 정상인데도 대상을 인지하지 못함)
      d. 실행기능(예: 기획, 구성, 배열, 요약)

B. 위의 장애가 사회적 및 직업적 기능의 심각한 장해를 초래하고 병전의 기능 수준보다 상당히 감퇴하여 있음

C. 장애가 섬망의 경과 중에는 나타난 것이 아님

---

4) 정신장애의 진단 및 통계편람인 DSM-IV(Diagnostic and Statistical Manual of Mental Disorder - 4th edition; 1994)

치매에 대한 진실 혹은 거짓
(치매에 대한 오해Misconception)

오해1 Q. 노인이 되면 누구나 치매에 걸린다.
A. 모든 노인이 치매에 걸리지는 않습니다.

오해2 Q. 치매는 노인에게만 생긴다.
A. 연령 증가에 따라 발생이 증가하지만, 치매는 노인에게만 생기는 것이 아닙니다.

오해3 Q. 치매와 알츠하이머병은 같은 말이다.
A. 알츠하이머병은 치매의 약 50%를 차지하는 중요한 원인 이지만 그 밖에도 다양한 원인이 치매를 일으킵니다.

오해4 Q. 치매 환자는 위험하다?
A. 거의 모든 치매 환자들이 한두 가지 이상 행동을 보이고 일 부 치매 환자들은 쉽게 흥분하고 공격적인 언사를 하기도 합니다. 하지만 모든 치매 환자가 위험한 것은 아닙니다.

오해5 Q. 치매 환자는 아무것도 모른다.
A. 아무리 진행된 치매 환자라도 모든 기억과 감정을 잃어버 린 환자는 드뭅니다. 초기 치매 환자는 기본적인 일상생활 에는 무리가 없고 말기 치매 환자라도 기본적인 감정은 유 지됩니다.

오해6   Q. 간단한 검사로 치매를 진단할 수 있다.

    A. 현재 치매 여부는 의사의 임상적 판단이 가장 중요합니다. 어떤 하나의 검사로 치매를 진단하지 않습니다. 예를 들어, 간이 정신상태 검사만으로 치매를 진단할 수 없고, 유전자검사로 알츠하이머병을 진단할 수 없습니다.

오해7   Q. 치매는 불치병이다.

    A. 치매의 10-20%는 회복이 가능합니다. 나머지도 조기발견과 체계적인 관리로 증상 완화를 기대할 수 있습니다. 치매 환자의 이상행동도 조절할 수 있습니다.

오해8   Q. 치매 환자는 시설로 가야 한다.

    A. 모든 치매 환자가 시설에 입소/입원할 필요는 없습니다. 치매 환자는 사랑하는 가족의 손길로 돌보는 것이 바람직합니다. 입소 결정은 환자의 안전, 정신행동증상의 정도, 일상생활능력 저하 정도, 영양과 가정의 심리적, 육체적 및 경제적 부담을 종합적으로 고려해야 합니다.

오해9   Q. 건망증은 치매의 초기 증상이다.

    A. 건망증이 모두 치매의 초기 증상은 아닙니다. 오히려 잊는다는 것은 자연스러운 현상이기도 합니다. 치매의 기억력 저하는 일반적인 건망증과 구별되어야 합니다.

오해10   Q. 치매 예방약과 주사가 있다.

    A. 아직 공인된 치매 예방약은 없습니다. 비타민 B, C, E 등이 치매를 예방하는지에 대해 분명히 밝혀진 것은 없습니다.

출처내용 : 국가치매지식정보포털

chapter 3

뇌를 알면 치매가 보인다

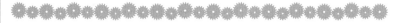

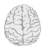 치매와 직접적으로 관련된 뇌 건강을 지키기 위해서는 좋은 의미의 자극이 필요하다. 앞쪽(전두엽), 위쪽(두정엽), 측면(측두엽), 뒤쪽(후두엽)을 골고루 쓰는 것이다.

뇌는 우리의 생각, 판단, 운동, 감각 등을 담당하는 매우 중요한 기관으로 인간의 경우 성인의 뇌 무게는 약 1,400g~1,600g 정도이며, 약 천억 개 정도의 신경세포가 밀집되어 있는 신경 덩어리이다. 전체 몸무게의 약 2% 정도에 불과하지만, 우리 몸 전체 에너지의 20%에 가까운 에너지를 사용하는 기관이다.

예를 들어 우리가 하루에 밥을 다섯 공기 먹는다면, 그중에 한 공기 정도는 오로지 뇌를 위해서 사용한다는 이야기다. 그래서 뇌를 '에너지를 잡아먹는 하마'라고 표현하는 사람들도 있다. 또 뇌는 '전원을 켜 둔 상태의 컴퓨터'라고 이해하는 편이 빠른데 이는 우리가 활동하지 않을 때에도 에너지의 소모가 심하게 발생하는 장기의 특성을 말해주는 것이다.

뇌는 신경세포와 신경교세포神經膠細胞, glial cell라고 하는 두 종류의 세포들이 모여 있는 덩어리다. 이 중에서 신경세포가 주로 신체활동과 정신활동을 담당한다. 신경세포의 몸체는 주로 뇌의 겉껍질 부분에 모여 있어서 이 부분을 피질皮質, cortex이라고 부르고 회색 기운을 띄고 있어서 회백질grey matter이라고 부르기도 한다. 신경세포의 몸체에서 뻗어 나온 가지들은 신경 섬유 다발을 이루고 있는데 색깔이 희고 윤기를 띄고 있어서 백질白質, white matter이라고 한다.

전두엽 피질 전두엽은 머리 앞부분, 즉 이마 부위를 중심으로 한 대뇌의 껍질 부분을 말한다. 이 부분은 일을 계획하고, 적절하게 실행하고, 또 너무 지나치지 않도록 적당한 제동을 거는 일을 담당한다. 즉 의욕, 동기, 방법, 판단력과 융통성, 자제력 등이 이 부분의 역할이다.

두정엽 피질 머리頭의 정수리 부분頂이라는 뜻이다. 오른쪽 두정엽은 공간을 파악하는 능력을 갖추고 있다고 한다. 낯선 장소에서의 방향을 파악하거나, 아날로그 시계의 바늘 위치로 몇 시 몇 분인지를 바로 파악하거나 하는 것은 두정엽의 공간 파악 기능 때문에 가능하다. 알츠하이머병에 걸리면 이 두정엽 기능이 비교적 초기부터 저하된다고 알려져 있다.

측두엽 피질 이른바 '관자놀이'라고 부르는 부위에 해당하는 영역인 뇌의 양 측면 피질을 말한다. 특히 이 부분은 치매의 이해에 중요하다. 치매에서 기억력이 떨어지고 언어 표현과 이해 능력이 점차 떨어져 가게 되는 원인을 제공하는 곳이다. 알츠하이머병의 주요 증상이 바로 측두엽 부위의 신경세포가 자꾸 죽어서 없어져 가는 것이기 때문이다. 기억력, 학습 능력, 언어 능력 등을 담당한다.

후두엽 피질 뒤통수 부분에 해당하는 피질 부위다. 주로 시각적인 내용을 파악한다. 사물을 보면서 주변의 물건들을 파악하는 것은 이곳의 기능이 온전하기 때문이다. 만약 뇌혈관 장애, 뇌종양 등으로 이곳에 손상이 오면, 안구가 멀쩡하다고 해도 자기가 본 것이 무엇인지를 잘 파악하지 못하게 된다.

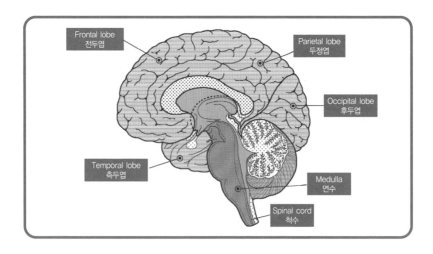

변연계와 해마 둘레, 또는 가장자리를 의미하는 변연계limbic system는 대뇌피질과 시상하부 사이에 위치하고 있다. 주로 감정, 행동, 욕망 등의 조절에 관여하고 특히 기억에 중요한 역할을 하며 해마는 알츠하이머병에 의해 점진적으로 위축이 진행되는 것으로 알려져 있다.

이처럼 치매와 직접적으로 관련된 뇌 건강을 지키기 위해서는 좋은 의미의 자극이 필요하다. 무엇보다 뇌를 좀 골고루 써야 한다. 즉, 뇌의 앞쪽전두엽, 위쪽두정엽, 측면측두엽, 뒤쪽후두엽을 골고루 쓰라는 말이다. 예를 들어 우리의 몸도 건강에 좋다고 해서 팔 운동만 계속하면 다리는 상대적으로 약해지고 만다. 또 허리를 너무 쓰면 허리가 좋아지는 것이 아니라 문제가 생기게 마련이다. 뇌도 앞서 본 바와 같이 위치별로 하는 일이 다 다르기 때문에 쓰는 부분만 쓰고 안 쓰는 부분을 안 쓰게 되면 반드시 문제가 생기게 된다. 따라서 쓰는 것의 가용 범위 내에서 적극적으로, 그리고 골고루 써야 한다. 이른바 용불용설用不用說이다.

먼저 간단히 할 수 있는 방법은 대뇌를 좌, 우로 나누어 쓰는 방법을 생각해 볼 수 있다. 뇌의 좌, 우 역할이 분명히 다르기 때문이다. 좌뇌는 신체의 오른쪽을 조절한다. 분석적, 논리적, 이성적, 객관적, 계획적, 청각적 기억, 시간 개념, 안전, 추론, 수리, 과학 쪽을 담당한다. 우뇌는 신체의 왼쪽을 조절한다. 통합적, 창의적, 감성적, 주관적, 즉흥적, 시각적 기억, 공간 개념, 모험, 직관, 예술 쪽을 담당한다. 간단하게 좌뇌는 이성, 수학적인 쪽을 담당하며 우뇌는 감성, 예술적인 쪽을 담당한다고 기억하면 된다. 따라서 대부분의 오른손잡이인 사람들이 돈 계산, 계획, 약속, 이런 것만 계속해서 신경 쓰면 좌뇌에 일이 집중적으로 몰리게 된다. 이런 경우 가끔 왼손으로 무언가 그린다거나, 감성을 자극하는 영화를 본다거나, 골목길을 걷거나, 스마트폰에 찍어둔 풍경사진 등을 보는 행위를 통해서 우뇌를 자극하는 것은 좋은 뇌의 사용법이 될 수 있다.

일부 학자에 의하면 보통 좌뇌를 의식이 있는 자기 뇌라고 말하며, 우뇌는 우리 의식의 10만 배에 해당하는 무의식의 뇌라고 한다. 우뇌에는 조상이 물려준 유전자 정보가 있는데 쉽게 설명하면 우리가 어떤 한 가지의 문제를 해결하려고 할 때 좌뇌는 나 혼자 해결하려고 노력하지만 우뇌는 10만 명의 사람이 협심해서 아이디어를 도출하는 것에 해당하는 막대한 능력을 발휘한다. 그런 점에서 보아도 우뇌를 자주 활용하는 것은 매우 중요하다.

깜빡깜빡하는 일이 많아 신경이 쓰이는 사람들, 거래처와의 미팅, 약속, 보고서 추가사항 등의 여러 문제가 한 번에 몰아쳐서 헷갈리는 직장인, 시험과 공부의 연속인 학생들이 필요로 하는 기억력을 보다 좋게 하려면 어떻게 해야 할까?

기억이 만들어지는 순서는 보고 듣고 냄새 맡고 맛보고 접촉하는 등의 감각정보가 뇌로 들어오고, 이 정보들이 조합해서 만들어진다. 이 감각정보를 해마가 단기간 저장하고 있다가 대뇌피질로 보내 장기 기억으로 저장하거나 삭제하는 것이다. 이동해서 저장한다는 개념이 이루어지는 시간이 주로 밤이기 때문에 학습 기억을 올리려면 밤에 잠을 자고 새벽에 일어나는 것이 좋다.

해마가 학습과 기억은 물론 공간 기억에 관여한다고 앞서도 말했지만, 재미난 연구가 있어서 소개한다. 영국의 신경과학자들이 런던 택시 운전기사들의 뇌를 검사해서 다른 집단의 뇌와 비교하는 실험을 해 보니 런던의 복잡한 도로와 골목, 상점 등을 외우고 있는 택시 운전기사들의 뇌에서 공통적으로 매우 커다란 해마가 발견되었다는 점이다. 이제는 너무 편하게 된, 길 찾기 내비게이션에 의존하지 않고 운전하면서 스스로 공간을 해석하는 능력을 키우는 것 등 해마를 활성화시키는 방법으로 한번 생각해 보아도 좋을 것이다.

대뇌피질은 컴퓨터의 하드디스크 본체에 비유되며 기억의 저장창고이며 손, 발 그리고 입과 혀의 자극이 그대로 뇌로 전달되는 부위이다. 그 말은 바꾸어 하자면 손, 발 그리고 입과 혀의 자극을 부지런히 해서 기억의 저장창고인 대뇌피질의 두께가 얇아지지 않도록 하는 것이 기억력을 좋게 하고 치매를 예방하는 지름길이 될 것이다. "연습이나 노력은

배신하지 않는다."는 말이 있다. 젊어서부터 부지런히 전숲뇌를 골고루 다 적극적으로 사용하는 습관을 들이면 치매는 저절로 사라질 것이다.

"누우면 죽고 걸으면 산다."라는 말도 있다. 이 말을 뇌의 활동과 연관하여 바꾸어 말하면 "누우면 치매에 걸리고 걸으면 치매가 예방된다."고 할 수 있다. 만보계를 차고 하루 만 보 이상 걷는 것이 기억력 증진에 매우 중요한 실천법 중 하나다. 몸 건강까지 챙기니 일거양득이다.

우리의 뇌는 크게 2가지로 나눌 수 있다. 하나는 눈으로 보이지 않는 영혼을 다스리는 영혼적인 뇌, 또 하나는 눈으로 확인 가능한 뇌세포, 뇌혈관과 같은 신체적인 뇌가 그것이다. 신체적인 뇌가 건강하지 않으면 중풍뇌졸중과 같은 질환이 생길 수 있고, 영혼적인 뇌가 건강하지 않으면 우울증, 공황장애와 같은 질환들이 생기게 된다. 그리고 영혼적인 뇌와 신체적인 뇌 모두가 건강하지 않을 때 치매가 생길 수 있다.

따라서 건강한 뇌를 만들려면 영혼靈魂적 뇌와 신체身體적 뇌가 모두 건강해야 하기에 필자는 이것을 '영뇌靈腦 건강법'이라 부르고자 한다.

그 중 영혼적인 뇌의 치료법과 관련하여 하버드대학교 의과대학에서 뇌의 스트레스를 없애는 방법으로 개발된 명상법인 '흠싸 명상치료법'이 있다. 그 핵심은 흠싸 호흡법이다. 원리는 이 호흡법을 통해서 뇌에 충분한 산소를 공급하는 것이다.

최근에 필자가 국내에 번역하여 만든 명상치료법 CD[5]로 나온 것도 있다. 필자도 이것을 매일 하루에 25분씩 들으면서 하루를 마무리하는데 아침부터 저녁까지 밀려드는 환자로 인해 마음과 몸에 쌓인 스트레스를 푸는데 많은 도움이 되고 있다.

또 다른 방법으로 두뇌에 활력을 주는 해피 버튼 지압법이 있다. 이것은 필자가 국제학술대회들에 참석하면서 한의학의 원리를 이용해서 전 세계인의 스트레스 해소를 위해 개발한 것으로 필자가 편의상 영어로 설명하고 있지만 한글 자막을 통해 쉽게 따라할 수 있다. 전두엽은 사죽공혈, 측두엽은 예풍혈을 지압해주는 것이다. 사죽공 눈썹 바깥쪽 끝과 예풍 귀 뒤를 손으로 눌러서 느낄 수 있는 작은 뼈가 1개 있는데, 이 뼈 밑 부분 이라고 불리는 경혈 두 곳을 지긋이 약 3~5분 정도 원을 그리면서 누른다. 예풍혈은 뇌 혈액순환을 도와주고 대뇌피질에 있는 측두엽을 자극, 두뇌를 활성화시킨다. 사죽공혈 역시 눈 주위의 혈액순환을 원활하게 하며 피로를 풀어주는 작용을 하고 전두엽을 자극해서 기억력을 증진시킨다. 이 지압법은 스트레스 받을 때마다 수시로 해 주면 자율신경계가 안정되어 스트레스를 해소하는데 도움이 된다. 이것을 필자는 해피 버튼이라고

5) 하버드대학교 의과대학(부속병원)의 '마음으로 몸을 다스리는 명상법'[번역 · 감수, 저작권자: 박주홍, 한국저작권위원회 저작권등록번호: 제C-2014-021727호]. https://www.youtube.com/watch?v=O41qzARTyqE

부른다.[6]

특별한 부작용은 없고, 다만 지압을 할 때 지긋하게 누르면서 둥근 원을 그리듯 시계방향으로 하면 된다. 다만 너무 오래 하게 되면 통증이 있을 수 있으니 주의하도록 한다.

6) https://www.youtube.com/watch?v=vLqoyA6a5Hc

쌓인 긴장과 피로감을 풀어주는 해피 버튼

해피 버튼은 간단하고 쉽게 뇌의 피로를 푸는 방법으로 KBS, SBS, MBN 〈엄지의 제왕〉 등 방송에서 극찬을 받았다.

해피 버튼이란 눈썹 바깥쪽 끝의 사죽공혈과 귀 뒤의 작은 뼈 밑부분의 예풍혈을 말한다. 실행 방법은 이 두 곳을 지긋이 약 3~5분 정도 원을 그리면서 누르면 된다.

해피 버튼 효과

1. 뇌를 자극하고, 두뇌를 활성화시킨다.
2. 뇌의 혈액순환을 돕는다.
3. 기혈순환을 돕고, 집중력과 기억력을 향상시킨다.
4. 자율신경계가 안정되어 스트레스 해소에 도움이 된다.

해피 버튼

사죽공혈(絲竹空穴)

　사(絲)는 가는 낙맥을 가리키고, 공(空)은 움푹 들어간 곳을 말한다. 눈썹 바깥쪽 끝에 미세하게 들어간 곳에 혈이 있어서 사죽공이라고 부른다. 눈의 피로 회복, 편두통, 눈꺼풀의 떨림, 치통, 안면마비 등을 치료해 준다.

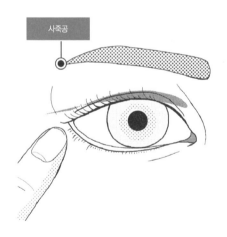

사죽공

예풍혈(翳风穴)

귀를 밝혀주는 혈이다. 예(翳)는 '바람을 막아준다'는 뜻이다. 한의학에서는 바람은 병사(病邪)의 우두머리라고 칭한다.

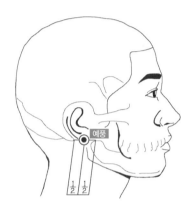

쌓인 긴장과 피로감을 풀어주는 해피 버튼

− 방송에서 극찬한 간단하고 쉽게 뇌의 피로를 푸는 법

해피 버튼 효과

1. 뇌를 자극하고, 두뇌를 활성화시킨다.

2. 뇌의 혈액순환을 돕는다.

3. 기혈순환을 돕고, 집중력과 기억력을 향상시킨다.

4. 자율신경계가 안정되어 스트레스 해소에 도움이 된다.

chapter 4

치매도 단계가 있다?

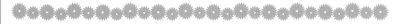

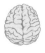
건망증이란 뇌의 어느 부위에 저장해 둔 기억을 필요할 때 꺼내어 쓰지 못하
는 단순하고 일시적인 기억장애이지만, 치매는 뇌의 기억세포가 파괴되어 기
억 자체를 못하는 병이며 일종의 인격 장애다.

흔히 사람들은 건망증이 있으면 "이거 나중에 치매되는 것 아닐까?",
"나이 들면서 건망증 없는 사람도 있냐?"라는 말을 농담 삼아 나누는 경
우가 있다. 여기서 우리가 주의해야 할 점은 모든 건망증이 다 치매로
발전하지 않는다고 잘못 알고 있다는 점이다. 건망증 중에서도 위험군
과 중증의 건망증은 치료되지 않고 계속 방치되면 치매로 발전할 수 있
기 때문이다.

정상과 치매 사이에는 여러 단계가 있다. 즉, 정상-건망증정상, 위험군,
중증-경도인지장애-치매초기, 중기, 말기의 8단계가 있다. 따라서 단순히

48

"건망증이냐, 치매냐?"의 이분법으로 나눌 것이 아니라 지금 이 단계가 정상인지, 정상적인 건망증인지, 위험군의 건망증인지, 중증의 건망증인지, 경도인지장애인지, 치매 초기인지, 치매 중기인지, 치매 말기인지의 구분을 할 줄 아는 것이 치매의 예방과 치료를 위해서 더욱 중요하다.

치매는 그 치료 시기가 매우 중요하다. 왜냐하면 건망증의 위험군과 중증 건망증, 그리고 경도인지장애의 해당 단계에서 확실한 치료를 한다면 치매는 예방될 수 있기 때문이다. 따라서 우리가 일상생활에서 건망증이 있을 때 이것이 정상적인 건망증인지 아니면 위험군의 건망증인지, 중증 건망증인지, 경도인지장애인지, 치매 초기인지를 치매전문병원을 방문하여 진단을 받아 확실하게 구분해야 한다.

사실 건망증과 치매는 큰 차이점이 있다. 예를 들자면, 우리가 간혹 비 오는 날 우산을 들고 나갔다가 집으로 들어올 때 우산을 잃어버리고 그냥 오는 경우가 있다. 그런데 나중에 "아! 거기다 두고 왔지."라고 생각을 떠올릴 수 있으면 건망증이다. 하지만 아무리 생각해도 우산을 가지고 나간 그 사실 자체를 모르면 이는 치매를 의심해 보아야 한다. 즉, 우산을 들고 나갔는지, 우산을 어디서 놓고 귀가했는지조차 모르면 이것은 단순한 건망증이 아니라 치매 검진을 받아 보아야 한다는 뜻이다.

이와 같이 건망증이란 뇌의 어느 부위에 저장해 둔 기억을 필요할 때 꺼내어 쓰지 못하는 단순하고 일시적인 기억장애이지만, 치매는 뇌의 기억세포가 파괴되어 기억 자체를 못하는 병이며 일종의 인격 장애이다. 건망증은 자신이 경험한 일 중에서 일부분만을 잊어버리는 반면에 치매는 자신이 경험한 일 자체를 완전히 잊어버린다. 그리고 자신이 어떤 경험을 잊어버렸다는 그 사실조차도 알지 못한다.

예전에는 치매를 '노망'이라고 해서 나이가 들면 누구나 자연스럽게 생기는 건망증이라고 '낙관적 편견'을 가지고 대수롭지 않게 생각하는 경우가 많았다. 하지만 이러한 치매가 단지 나이를 먹는다는 이유로 누구에게나 생기는 것이 아니라는 것이 의학의 발달로 밝혀졌다. 또한 전 세계적으로 노인들의 치매 문제는 단순히 한 가족 내의 문제만이 아닌 사회 전체의 문제로 부각되고 있다. 특히 치매는 그 어떤 질병보다도 예방이 중요한데 그 이유는 환자뿐만 아니라 환자를 포함한 가족 전체의 삶의 질과도 관련이 있기 때문이다.

어르신들의 경우 위험군 또는 중증의 건망증을 내버려두면 뇌의 퇴화가 빨라질 수 있다. 따라서 건망증이 심하고 지나치게 자주 나타나는 경우에는 치매 또는 중풍뇌경색 초기 증상일 수 있으므로 반드시 병원에 가서 검진을 받고 치료를 받아야 한다.

인지장애의 4단계(정상 → 건망증 → 경도인지장애 → 치매)

정상	건망증(주관적 인지장애)		경도인지장애 (MCI, Mild Cognitive Impairment)	치매 (Dementia)		
	주관적 인지장애를 가진 사람들의 일부는 기억력이 점점 악화되어 경도인지장애로 발전하기도 함. 따라서 이 단계에서 치매를 적극적으로 예방하도록 노력해야 함. 치매를 걱정하는 것 자체가 스트레스가 되어 치매를 유발할 수 있으므로 치매에 대한 부정적인 생각보다는 긍정적으로 치매를 예방한다는 생각을 할 것. 치매의 예방적 치료는 건망증의 위험군에서부터 시작함.		기억성 경도인지장애는 향후에 치매가 발병할 위험이 높으며 특히 알츠하이머성 치매(알츠하이머병)로의 전환이 매년10~15% 예상됨.			
	정상	위험군	중증	초기	중기	말기

chapter 5

치매의 위험 요인을 잡아라

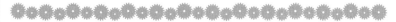

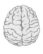 여성은 남성에 비해 알츠하이머성 치매에 걸릴 위험이 크다고 알려져 있다. 반대로 남성은 혈관성 치매의 위험률이 높다. 술, 담배, 비만 등으로 인한 심장질환, 고혈압 때문이다.

유전이나 환경, 질병력, 과거와 현재의 생활습관 등 여러 가지 요인이 복합적으로 작용해서 부글부글 끓다가 치매를 야기하거나 악화시킨다고 알려져 있다. 물론 이 많은 요인들 중에는 우리가 어떻게 할 수 없는 것도 있지만, 충분히 우리가 조절하고 예방할 수 있는 것도 있다. 분명한 사실은 치매는 아직까지는 완치가 불가능한 병이다. 그러나 스스로 어떻게 노력하는가에 따라서 치매의 발병 위험을 확실하게 줄일 수 있다는 점이다.

치매의 요인은 크게 4가지 영역으로 나눌 수 있다. 생물학적, 신체적,

정신적, 생활적 측면이 그것이다.

생물학적인 측면에서 본다면 나이가 들면 치매는 점점 더 위험요인이 되는 것은 사실이다. 고령이라는 나이는 알츠하이머병, 혈관성치매 등의 가장 큰 위험요인이며, 인간인 이상 어떻게 할 수 없는 부분이다. 65세가 넘어가면 나이가 5년이 증가할 때마다 치매의 위험률은 2배씩 증가한다는 연구결과도 있다. 그런데 현대사회는 의료기술이 발달해서 수명이 연장되는 시대로 가고 있다. 따라서 나이가 들어가면 갈수록 더 세심하고 주의 깊게 치매에 대해서 준비하고 검진해야 할 것이다.

생물학적 측면에서 또 주의 깊게 볼 부분은 성별Gender이다. 여성은 남성에 비해 알츠하이머성 치매알츠하이머병에 걸릴 위험이 크다고 알려져 있다. 반대로 남성은 혈관성 치매의 위험률이 높다. 술, 담배, 비만 등으로 인한 심장질환, 고혈압 등이 그 원인이다.

신체적 측면에서는 고혈압, 고지혈증, 당뇨, 심장질환들의 질환이 대표적인 예가 될 것이다. 고혈압은 혈관성 치매와 알츠하이머성 치매의 위험도를 높이는 대표적인 질환이다. 따라서 생활습관을 개선하고, 약물치료를 꾸준하게 해서 혈압을 낮추어야만 혈관성 치매뿐만 아니라 알츠하이머성 치매의 예방도 가능해진다.

고지혈증의 경우도 혈중 콜레스테롤이 높은 사람은 혈관 벽에 지방

성분이 쌓이게 되어 혈관이 가늘어지고 딱딱해지게 되어 심장질환이나 뇌졸중을 일으키게 되고 치매의 위험도 높인다고 알려져 있다.

중년기에 생기는 제2형 당뇨병 역시 혈관성 치매뿐만 아니라 알츠하이머성 치매의 위험을 높인다고 알려져 있다. 당뇨병의 경우 유전적인 발병 원인을 제외하면 적정 체중과 식사 조절, 운동으로 당뇨병과 치매의 위험을 모두 줄어들게 할 수 있다.

신체적 측면에서 따로 챙겨야 할 것은 흡연과 머리의 손상과 관련된 부분이다. 젊은 시절에 복싱, 오토바이, 각종 스포츠 등을 즐기다 의식소실을 일으킬 정도로 머리를 다치게 되면 치매의 위험을 2배 정도 증가시키므로 특히 주의가 필요하다. 머리를 다쳐 10분 이상 정신을 잃은 경험이 있는 노인이 그렇지 않는 노인에 비해서 치매 위험이 2배 이상 증가한다는 국내 역학연구 결과도 있다. 보건복지부, 2009

정신적 측면에서 주의할 부분은 우울증이다. 노인의 우울증은 10명 중 1-2명이 몇 가지 증상은 가지고 있을 정도로 흔하고 이 중 약 50%는 치료가 필요하다. 하지만 우울증은 본인 스스로 지각하기 어려워 병원을 가지 않는 경우도 많다. 우울증은 인지기능, 일상생활 기능 등 여러 기능 장애를 초래하고 나아가 자살 등 극단적인 결과를 야기하는 등 적극적인 치료관리가 필요한 질병이다. 몇몇 연구를 보면 치매가 발병하기 전 우울증이 먼저 발병하는 경우가 많으며 우울증이 치매의 위험요인이 된다고 알려져 있다. 특히 노년기 우울증은 혈관성 위험인자와 관계되어 뇌혈관의 손상으로 인해 생기는 혈관성 우울증과 밀접한 관계가 있다.

우울증은 치매의 전조증상 또는 초기증상으로 나타날 수 있으며 치매환자에서 우울증의 유병률은 약 12%이다. 이처럼 우울증은 치매의 위험인자 중 하나이며, 우울증이 있을 경우 치매에 걸릴 확률이 3배 정도 더 높은 것으로 국내 역학연구에서 보고되고 있다.

생활습관은 말 그대로 습관이 좋은 쪽으로 작용하면 치매를 예방하거나 늦출 수 있고, 나쁜 쪽으로 작용하면 치매를 앞당기는 악영향을 미치게 된다. 최근 연구에 의하면 책을 읽거나 게임을 하는 것 같이 뇌를 지속적으로 자극해 주는 활동이 치매의 발병 위험률을 낮출 수 있다고 한다. 두뇌활동이란 결국 뇌세포를 지속적으로 자극해 주는 행위를 말한다. 이렇게 하면 할수록 뇌세포끼리의 연결이 풍성해지기도 하고 이미 만들어진 뇌세포끼리의 연결은 더욱더 단단해진다. 반대로 자극이 없는 무료한 일상생활을 하거나 사회적으로 고립되게 되면 치매의 위험이 올라가게 된다. 활발한 취미활동이나 규칙적인 두뇌활동은 나이가 들 수록 더 절실하게 할 필요가 있다. 아울러 신체적 활동 역시도 뇌 혈류량을 증가시키고 산소 공급을 늘려 뇌세포의 성장을 촉진하고 퇴행을 막을 수 있으니 취미생활로 운동 중의 하나를 택해서 규칙적으로 하는 것은 매우 바람직한 일이다. 영양학적으로 치매 및 인지기능과 관련하여 가장 관심을 끄는 것은 과일, 채소 등 항산화효과를 가진 음식물들이다. 불포화지방산이 많이 포함된 생선도 치매에 효과가 있을 것으로 추정되고 있다. 비타민 중에는 항산화 효과가 큰 비타민 E가 중요하다. 비타민 E가 풍부한 식품으로는 짙은 녹색 채소, 곡류 배아, 땅콩, 잣, 호두, 아몬드 등의 견과류가 있다. 다만 과다 복용은 위험하니 하루 400mg 이하를 복용하는 것이 좋다고 호주 알츠하이머 협회는 밝히고 있다.

우울증의 주요 증상

우울증의 주요 증상으로는 다음과 같은 것들이 있다.

* 가라앉은 느낌, 우울감 또는 절망감을 가진다.

* 나 자신이 나쁘다는 생각, 실패자라는 느낌, 나로 인해 자신 또는 가족이 불행하게 되었다는 느낌이 있다.

* 다른 사람들이 알아챌 정도로 말 또는 행동이 느리다. 또는 이와는 반대로 너무 초조하고 안절부절못해서 평소보다 더 많이 서성거리고 돌아다닌다.

* 식욕이 저하되거나 아니면 이와 반대로 과식을 한다.

* 신문을 읽거나 TV를 볼 때 집중하기가 어렵다.

* 일을 하는 것에 대한 흥미, 재미가 거의 없다.

* 차라리 죽는 것이 좋겠다는 생각 또는 어떤 식으로든 스스로를 자해하는 생각이 든다.

* 잠들기가 어렵거나 자꾸 깬다. 또는 너무 많이 잠을 잔다.

* 피곤함을 느끼며 기력이 저하된다.

chapter 6

호미로 막을 수 있는 치매 직전 단계,
경도인지장애

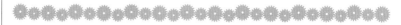

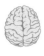 건망증 위험군과 중증 건망증 단계에서 치료되지 않으면 경도인지장애를 거쳐 치매로 발전할 위험성이 높다. 그야말로 호미로 막을 것을 버려두면 나중에는 가래로도 못 막는 꼴이 되고 마는 셈이다.

앞에서도 말했듯 대부분의 사람들은 "치매냐, 아니냐?"라는 이분법적인 생각을 가지고 기억력 저하의 증상을 이해하려고 한다. 하지만 임상에서 환자들을 대하다 보면 기억력 저하의 증상을 보이더라도 정상과 치매 사이에는 여러 단계가 있음을 알 수 있다. 정상, 건망증정상, 위험군, 중증, 경도인지장애, 치매초기, 중기, 말기의 여러 단계가 그것이다. 그리고 정말 중요한 사실은 건망증이냐, 치매냐 이전에 건망증이냐, 경도인지장애냐를 구분해야 한다는 사실이다. 건망증 중에서 정상적인 건망증은 사실 누구에게나 있을 수 있으므로 치료할 필요가 없다. 그러나 건망증

58

중에서도 위험군의 경우와 중증 건망증은 스스로 좋아지기는 어렵기 때문에 병원에서 꼭 치료해야 나중에 치매로 발전하는 것을 막을 수 있다.

특히 치매를 예방하기 위해서 우리가 주목해야 할 단계가 바로 '경도인지장애' 단계이다. 경도인지장애는 정상 노화와 치매의 중간단계를 말하며 치매가 아직까지 걸린 것은 아니지만 치매의 위험이 큰 상태를 가리킨다. 보건복지부가 국가적 차원에서 처음 실시한 「2008년 치매 유병률 조사」결과[7]를 보면 65세 이상 노인전체 인구의 10.3%, 501만 6천명 중 치매 환자가 8.4%로 42만 명에 이르고, 치매의 위험이 높은 경도인지장애치매직전단계는 65세 이상 노인 중 1/4에 이르는 것으로 추정된다.

이런 추세라면 2020년에는 65세 이상 노인전체 인구의 15.6%, 770만 명중 10%인 75만 명이 치매 환자가 된다. 급속한 고령화로 인해 치매노인의 수는 빠르게 증가하여 2027년에는 치매노인이 100만 명을 넘을 것으로 예상되어 심각한 사회 문제가 될 것으로 예측되고 있다.

그런데 여기서 눈여겨 보아야할 부분은 건망증과 치매의 중간단계인 경도인지장애의 경우다. 왜냐하면 경도인지장애 환자군의 80%가 6년 이후에 알츠하이머성 치매로 전환된다는 연구결과가 나와 있기 때문이다. 일반적으로 치매가 걸리면 치료가 매우 어렵다. 이것은 호미로 막을

---

7) 보건복지가족부, 「2008년 치매유병률조사」(2009)

것을 버려두면 나중에는 가래로도 못 막는 꼴이 되는 것과 같다. 앞서 설명했듯이 건망증 위험군과 중증 건망증 단계에서 치료가 되지 않으면 이것이 경도인지장애를 거쳐 치매로 발전할 위험성이 높다는 말이다.

한의학에서는 '치미병治未病'이라 하여 질병이 시작되는 싹의 단계에서 그 뿌리를 뽑는 치료를 한다. 발본색원拔本塞源, 그야말로 병의 근본根本을 빼내고 원천源泉을 막는다는 말이다. 따라서 건망증도 정상, 위험군, 중증이 있다는 사실을 잘 기억해서 위험군과 중증의 건망증은 이 단계에서 보다 세밀한 치료를 받는 것이 치매의 근본적인 대처가 될 것이다.

우리는 보통 건망증이 있으면 대부분은 그러다 말겠지 하고 신경을 쓰지 않는 경우가 대부분이다. "건망증이 병인가?" 하는 생각을 대부분 하는 것이다. 하지만 이와 같은 건망증을 그대로 내버려두게 되면 뇌의 퇴화가 빨라질 수 있으므로 주의해야 한다.

일상생활을 하다 보면 어떤 일을 깜빡해서 실수를 하는 경우가 누구나 한 번쯤은 있게 마련이다. 하지만 최근 일을 자주 깜빡한다면 이것은 단순한 건망증이 아니라 치매의 전 단계인 '경도인지장애'일 수 있으니 반드시 확인하고 검진을 받아야 한다. '경도인지장애MCI, Mild Cognitive Impairment'란 동일 연령대에 비해 인지기능이 떨어져 있는 상태로, 일상생활을 수행하는 능력은 보존되어 있어 아직은 치매가 아니지만 치매의 위험이 큰 상태를 말하기 때문이다.

퇴행성 뇌 질환으로 치매가 발병하는 경우 대부분 서서히 시작하여 점진적으로 증상이 진행한다. 노화가 진행되는 과정에서 어떠한 이유로든지 치매의 병적인 과정이 생기면 경도의 인지기능 손상의 시기를 거쳐서 치매에 이르게 된다. 일반적으로 경도인지장애는 동년배, 비슷한 교육 수준의 노인과 비교해서 인지기능의 저하가 있지만 치매의 수준은 아닌 경우를 말한다. 경도인지장애가 있는 사람들이 느끼는 증상은 사람마다 매우 다양하다. 하지만 대부분 기억력 저하를 제일 많이 호소한다. 구체적으로는 사물이나 사람의 이름을 기억하지 못한다. 더 나아가 통상 사람, 장소, 시간의 지남력으로 구별되는 지남력 장애가 온다. "저 사람, 혹은 자신은 누구인가?", "이곳은 어디인가?", "오늘은 몇 월 몇 일인가?" 등에 대한 명확한 답을 내놓지 못하는 것이다. 그 밖에도 집중력, 언어능력, 시·공간 능력 등이 손상되는 경우도 있다.

'경도인지장애' 라는 개념을 중요시해야 하는 이유는 이 과정이 치매의 전 단계정상과 치매의 중간단계이기 때문이다. 경도인지장애의 단계에서는 조기치료를 통해서 치매를 예방하는 것이 가능하기 때문에 임상적으로 매우 중요하다. 경도인지장애의 주요 증상은 역시 기억력 장애이다. 그런데 경도인지장애의 기억력 장애는 일상생활을 하는 데는 큰 지장이 없기 때문에 아주 불편하지 않다면 대부분 건망증이라고 생각하고 병원을 찾지 않는다. 경도인지장애로 인한 기억력 장애의 중요한 특징은 옛

날 일은 기억을 잘하는 반면 최근의 일을 깜빡한다는 것이다. 따라서 처음에는 사소한 일들을 깜빡하고 잊지만 점차 그 빈도가 잦아들다가 나중에는 중요한 일들을 놓치기 때문에 정상적인 직장생활을 못하는 경우가 생길 수 있다.

건망증과 경도인지장애는 차이가 나는데 경도인지장애는 같은 나이 또래의 사람들보다 기억 장애의 정도가 심각하고 작년보다 올해에 눈에 띄게 기억력이 나빠진다는 사실이다. 치매 중에서 가장 예후가 나쁜 유형은 알츠하이머성 치매인데 이것도 경도인지장애에서부터 잘 치료하고 관리하면 증상의 악화를 막을 수 있으며 치매로 진행하는 것을 최대한 늦출 수 있다. 어떤 병이건 예방, 그다음이 조기치료, 마지막이 목숨을 건 치료다. 치매 치료에 있어서도 역시 조기 발견, 조기 치료가 가장 중요하다. 가래가 아니라 굴삭기가 와도 못 막을 치매를 경도인지장애 정도에서는 호미로도 막을 수 있기 때문이다. 치매로 발전하는 통로를 막기 위해서 경도인지장애 단계에서부터 적극적인 치료가 필요함을 알 수 있다.

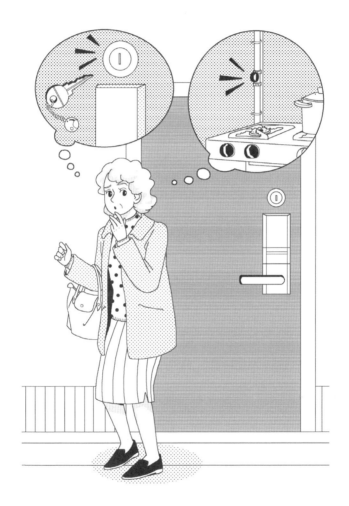

chapter 7

피할 수 없는 사실, 치매가 오고 있다

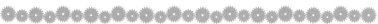

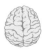 장수사회, 100세 시대의 그림자인 치매. 65세 이상의 어르신들을 모시고 사는 가정에서는 건망증 등이나 기억력 장애가 생기면 즉시 어르신들을 모시고 병원으로 가서 치매 검진을 받는 것이 바람직하다.

환자 본인은 물론 가족들까지 두려워지는 병이 바로 치매다. 본인이나 가족이 살아도 사는 게 아닌 병이 바로 치매라고까지 말한다. 그래서 나이가 들어서 자꾸 깜빡깜빡 뭘 잊어버리게 되거나 원인을 알 수 없는 두통이 자주 생기면 머리에 무슨 문제가 생긴 게 아닌가, 이게 치매인가하고는 덜컥 긴장을 하게 된다. 이게 요즘 암보다 무섭다는 공포의 뇌질환이 우리에게 다가오는 크기다. 인생 전체를 지워버린다는 말까지 나온다. "공든 탑이 무너지랴."는 속담이 있지만, 치매에 걸리면 "무너진다."가 되고 만다. 평생을 열심히, 좋은 추억을 만들면서 살았는데 뇌

질환에 걸리게 되면 이 모든 것들이 무너진다. 흔히 중풍이라고 부르는 뇌졸중에 걸리게 되면 정상적인 생활이 힘든 장애를 겪게 되고 최악의 뇌 질환인 치매에 걸리게 되면 그야말로 내 인생 전체가 지워지게 된다. 그래서 많은 분들이 차라리 몸이 아프다 죽는 게 낫지, 뇌 질환에 걸려 나도 힘들고 가족도 힘들게 하는 것은 살아서 못할 짓이라는 말씀들을 많이 한다.

암은 성인 남녀 세 명 중 한 명이 걸린다고 할 정도로 흔한 병이 됐다. 물론 암도 무섭다. 하지만 대단히 많이 주의를 기울이고, 약도, 치료법도 환자의 충격도 과거처럼 절망적이지는 않다. 그런데 반대로 그렇게 살 확률이 높아지면서 오래 사는 세상, 즉 100세 시대가 오면서 뇌 질환은 폭발적으로 늘어났다. 2011년 기준으로 여자는 84.4세, 남자는 77.6세의 평균수명을 나타내고 있다. 불과 40년 전인 1970년의 평균수명은 여자 65.5세, 남자 58.6세였다. 다시 100년을 더 거슬러 올라가면 조선시대의 평균수명은 35세 내외였다. 27명의 조선 왕의 평균 수명조차 46.1세였다.

치매와 같은 뇌 질환이 현대사회에서 늘어나는 이유는 이처럼 우선 평균수명이 늘어난 것이 가장 큰 이유다. 둘째 원인은 식생활의 변화 때문이다. 예를 들어 혈관성 치매는 육식 위주의 식생활습관으로 인해 고혈압과 뇌경색과 같은 혈관성 질환이 늘어날수록 발생률이 늘어나기 때문이다.

치매는 단일 질환의 진단명이 아닌 뇌에 영향을 미치는 다양한 원인 질환에 의해 발생하는 증후군이다. 그리고 그 가운데 가장 대표적인 치매의 원인 질환은 알츠하이머병으로 전체 치매의 60-70% 정도를 차지한다. 그다음으로 흔한 것은 혈관성 치매로 전체 치매의 약 30%를 차지한다. 알츠하이머병은 발병 후 지속적으로 진행하는 경과를 취하기 때문에 결정적 시기critical period를 놓치게 되면, 그 시기 이후에는 이를 보완하거나 교정하기가 매우 어려운 비가역성非可逆性의 진행성 치매다. 혈관성 치매는 적절한 의학적 개입을 통하여 추가적인 뇌혈관 질환이 발생하지 않으면 어느 정도의 증상 호전도 기대할 수 있어 대표적인 예방 가능한 치매이다. 위에서 언급한 알츠하이머병과 혈관성 치매가 전체 치매 원인질환의 약 80%를 차지하고 있다.

최근에 실시한 국내 연구에서는 알츠하이머병이 71%, 혈관성 치매가 24%, 기타 치매가 5%로 보고되어 알츠하이머병이 혈관성치매보다 높게 보고되고 있지만 여전히 외국에 비하여 상대적으로 혈관성치매의 유병률이 높게 보고되고 있다. 또한 우리나라 대부분의 연구에서 여자의 치매 유병률이 남자보다 높은 것으로 보고되었다. 최근 보건복지부에서 실시한 전국 규모의 치매 역학연구에 의하면 최경도 및 경도 치매 환자가 전체 치매 환자의 70%를 차지하여 치매의 조기발견과 조기치료가 시급함을 보여주었다.

조기발견과 치료가 중요한 이유는 환자와 보호자 및 국가가 부담할 경제적 부담감도 작용한다. 우리나라에서 2004년 한 해 동안 치매 환자가 사용한 공식적 의료비는 1,585억 원인 것으로 나왔으니 10년이 지난 지금은 더 늘었으면 늘었지 줄지는 않았을 것이다. 당시 치매 환자 1인당 의료비는 월평균 186만 원 정도로 60대 후반의 노인 치매 환자는 143만 원정도, 80세가 넘는 환자는 210만 원 정도의 비용을 사용한 것으로 조사되었다. 2020년이 되면 약 70만 명의 치매 환자가 있을 것으로 추정되니 단순 의료비 추계만으로도 5조 6억 원의 비용이 추계된다. 이 금액은 모두 국가와 보호자가 떠안아야 할 금액이다.

장수사회, 100세 시대의 그림자가 여기에 있다. 따라서 65세 이상의 어르신들을 모시고 사는 가정에서는 건망증 등이나 기억력 장애가 생기면 "나이가 있으시니 그러겠지."라는 '낙관적 편견'을 버리고 적극적으로 즉시 어르신들을 모시고 병원으로 가서 치매 검진을 받는 것이 바람직하다. 65세 미만의 연령대에서도 초로기 치매初老期癡呆 후천성 뇌 상해로 인한 지능저하로 노인성치매 연령보다 빨리, 갑자기 일어난다. 가 올 수 있으므로 중·장년층부터도 미리 예방, 주의할 필요가 있다.

대표적인 치매의 증상

치매 증상 (초기, 건망기)	• 방금 했던 내용의 말, 질문 반복 • 다른 사람의 말을 이해하지 못하고 동문서답 • 최근 생긴 일들을 잊거나 기억하지 못함 • 말하려는 단어가 떠오르지 않아 머뭇거림 • 중요한 물건을 둔 장소를 잊어버림 • 약속한 날짜와 시간을 기억하지 못함 • 셈이 느려지고, 짜증이 늘어남
치매 증상 (중기, 혼동기)	• 며칠 안쪽에 생긴 일들을 잊어버림 • 집 주소, 전화번호, 가족 이름 등 잊어버림 • 낯선 장소는 물론 익숙한 곳에서도 길을 헤맴 • 가전제품 사용 및 돈 관리 불가능 • 움직임 느려지고 혼자 외출하는 것 불가능 • 모발정리, 착의, 화장 등에 타인 도움 필요 • 의심이 심해지고 폭력성 증가

치매 증상 (말기, 치매기)	• 신체의 운동기능 및 감각기능까지 약화됨 • 생일, 고향, 타인, 이름, 번호 등을 모름 • 자신, 자식, 배우자를 알아보지 못함 • 전혀 말을 하지 않거나 혼자 웅얼거림 • 근육이 굳어져 거동이 힘들어짐 • 대부분 누워 지내며 대소변을 가리지 못함

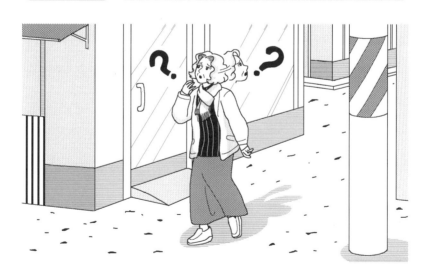

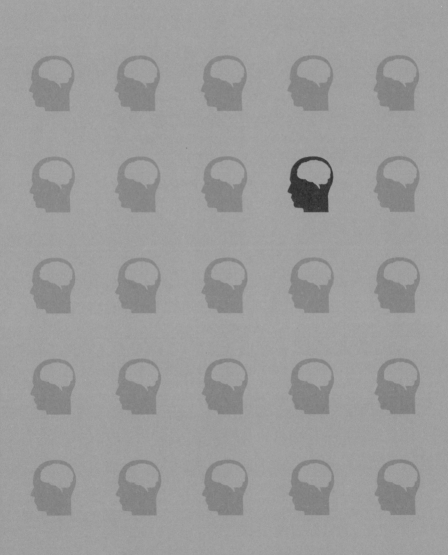

PART 2

치매를 두려워 말고
긍정적으로 이겨내자

chapter 1

치매는 가족의 병이다

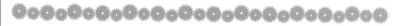

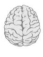 치매는 다른 병과는 달리 의사소통의 문제와 기억력의 장애, 방향감각의 저하 등으로 인해 항상 누군가 곁에 있으면서 보호해 주어야 한다. 설사 간병인이 있다고 해도 가족의 사랑이 꼭 필요한 병이다.

최근의 자료국가치매관리 종합계획, 보건복지부, 2012. 7. 27를 보면 지난 2008년 42만 명에서 2012년 현재 치매 환자는 53만 명으로 늘어났다. 이것은 65세 이상 어르신 10명 중 1명이 치매라는 이야기와 같다. 그리고 2025년엔 무려 103만 명에 육박할 예정인데 정작 치매 환자를 위한 요양병원과 보호기관은 지금도 턱없이 부족해서 대다수의 환자들이 방치되고 있는 현실이다.

가족 중에 누구라도 한 명이 치매에 걸리게 되면 가족 모두에게 빨간

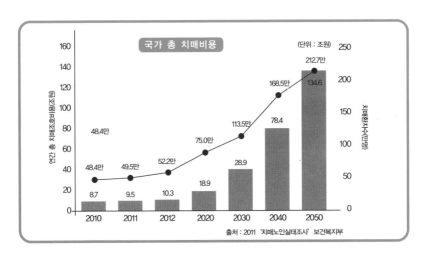

출처 : 2011 '치매노인실태조사' 보건복지부

구분	경도인지 장애 (전체 노인의 24.4%)	치매 중증도 별 환자 수(명)				
		계 (100%)	최경도 (28.8%)	경도 (39.2%)	중등도 (18.5%)	중증 (13.5%)
2011년	1,380,062	503,896	145,122	197,527	93,221	68,026
2012년	1,437,081	533,978	153,786	209,319	98,786	72,087
2013년	1,497,599	565,115	162,753	221,525	104,546	76,291
2014년	1,558,076	596,352	171,749	233,770	110,325	80,508
2015년	1,616,285	627,514	180,724	245,985	116,090	84,714

(국가치매관리 종합계획, 보건복지부, 2012. 7. 27)

불이 켜진다. 왜냐하면 치매라는 병 자체가 환자 본인만 앓고 본인만 괴로운 '나 혼자' 질환이 아니기 때문이다. 일단 다른 병과는 달리 의사소통의 문제와 기억력의 장애, 방향감각의 저하 등으로 인해 항상 누군가 곁에 있으면서 보호를 해 주어야 한다. 설사 간병인이 있다고 해도 항상 가족의 사랑이 꼭 필요한 병이다. 그래서 치매를 '가족의 병Family's Disease'이라고 부른다. 가족의 전폭적인 지원과 사랑으로 치료가 거의 불가능하리라던 사람이 희망적으로 회복되는 경우도 종종 있기 때문이다. 치매라는 병이 단순히 의료적인 치료만으로 극복되는 병이 아니라는 반증이다. 또한 의학적인 이론대로만 전개되는 병도 아니다. 왜냐하면 다른 병과 달리 눈에 보이지 않는 영혼적인 뇌와 관련 있는 인지기능과 밀접한 관계가 있기 때문이다. 감성과 이성이라는 두 가지 인자가 잘 조화를 이루면 상승효과로 예상치 못한 회복도 가능하다.

간병인도 가족이다

당연한 말이지만 간병인이 있는 경우에도 가족들은 자주 환자를 찾아뵙고 많은 시간들을 같이 보내 주는 것이 중요하다. 가족의 온기와 사랑 그리고 그들이 주는 다양한 자극이 환자의 뇌를 활성화시키기 때문이다. 그럼에도 불구하고 간병인은 가족만큼이나 중요한 존재다. 간병인과 가족들의 관계는 의사와 환자의 관계처럼 원활한 의사소통이 되어야하고, 2인3각 경기를 하듯 서로 호흡이 잘 맞아야 한다. 그렇지 않으면 간병인은 효율적인 간병을 할 수 없게 되고 가족들도 간병인에 대해서 불만이 쌓이게 된다. 간병인을 남이라고 생각하지 말고 더 고생하는 가족의 한 사람으로 생각하고 가깝게, 그리고 좋은 관계를 유지해야 한다.

이런 마음이 생겨야만 치매 환자를 대하는 태도가 달라질 것이고, 그러면 간병인도 즐거운 마음으로 간병하게 되고 또 그런 과정에서 환자의 회복 속도도 당연히 빨라지기 때문이다.

간혹 간병인에게 환자 보호의 의무만 강조하는 경우도 있는데 이것은 바람직하지 않다. 또 간병인과 가족들의 사이가 좋지 않아 간병인이 자주 바뀌는 경우도 많은데 이런 경우에도 환자에게도 결코 좋은 일이 아니다. 환자가 정서적인 안정을 되찾을 수 없기 때문이다. 또한 간병인 자신에게도 병간호의 의무를 다하지 못했다는 죄책감뿐만 아니라 안정적인 간병을 못하고 이곳저곳으로 떠돌아다녀야 하므로 본인의 마음과 몸의 건강에도 좋지 못하니 모든 사람이 불행해지는 방향이 된다. 따라서 환자, 간병인 그리고 가족은 2인3각 경기를 하는 공동운명체라고 생각하는 것이 좋다. 서로가 서로를 격려하고 칭찬하며 가족처럼 생각할 때 환자도 빨리 회복될 수 있을 것이다.

세심하게 배려하라

치매가 온 환자들은 중풍뇌경색에 걸릴 위험성도 높아지므로 각별히 주의해야 한다. 치매가 걸린 상태에서 뇌혈관이 막혀서 뇌경색이 같이 오게 되면 음식을 삼키는 기능인 '연하곤란dysphagia, 嚥下困難, 삼킴장애'이 올 수도 있으므로 치매 치료에 큰 장애 요인이 될 수 있다. 연하곤란이 있으면 삼킴 기능에 장애가 와서 조금만 주의를 소홀히 해도 음식 또는 가래가 기도로 넘어가서 자칫 '흡인성 폐렴'을 유발하여 위험한 상황을 초래할 수 있기 때문이다. 특히 연하곤란이 있는 치매 환자의 경우 더운 여름철이라고 창문을 열고 주무시게 하거나 에어컨을 트는 것은 감기가래로 인한 흡인성 폐렴의 유발 가능성이 있으므로 각별히 주의해야 한다. 일반인이라면 바로 문을 닫거나, 에어컨을 끄면 되는 단순한 문제지만, 치매 환자들은 의사 표현을 못하기 때문에 춥거나 덥다는 생각을 말로 이야기하지 못하기 때문이다.

또 다른 배려해야 할 부분은 환자들이 대부분 누워서 지내시기 때문에 대장의 기능이 떨어져서 변비와 설사가 교대로 나타나는 과민성대장증후군이 있는 경우가 많다. 특히 혈변血便이 나오는 경우에는 반드시 대장 검진을 해보아야 한다. 왜냐하면 대장암의 위험성이 있기 때문이다. 대장 검사는 매 5년마다 정기적으로 실시하는 것이 좋다.

치매 환자를 돌볼 때 주의해야 할 사항 중에 아주 작은 부분이지만 중요한 것으로 낙상落傷이 있다. 낙상이라고 하면 침대에서 떨어지는 경우만을 생각하는데 휠체어를 태워드릴 때에도 반드시 휠체어 앞부분에 있는 안전띠를 착용해 드려야 한다. 환자를 휠체어에 태워드리고 잠시 다른 일을 보려고 자리를 비운 사이에 환자가 앞으로 고꾸라져 머리를 크게 다칠 수 있기 때문이다.

환자는 다 알고 있다

치매 환자를 돌봄에 있어서 또 한 가지 유의해야 되는 사항은 환자의 청각이 항상 열려 있다는 점이다. 환자가 누워서 잠을 자고 있을 때 무심코 그 곁에서 간병인과 가족들이 나누는 이야기를 무의식중에 들을 수 있다. 특히 회복되기 힘들 것이라는 부정적인 말은 환자에게는 치명적인 말이 될 수 있다. 치매 환자가 표현을 못하고 인지기능이 저하되어 있긴 하지만 귀를 통해서 다른 사람들의 말을 들을 수 있기 때문에 잠재적으로 마음과 몸이 반응할 수 있다. 환자가 눈을 감고 자는 순간에도 간병인과 가족들은 환자가 다 듣고 있다는 전제하에 회복에 대한 긍정적인 이야기들만 나누는 것이 진정으로 환자의 회복에 도움이 된다.

간혹 간병인이 주말에 가족들이 병문안을 오면 지난 시간 동안의 환자의 상태에 대해 이야기하는 경우가 있다. 환자에게 그동안 있었던 일들과 특이 사항들을 가족들에게 일러 주는 것은 물론 아주 바람직한 일이다. 그러나 문제는 다른 곳에 있다. 이야기를 나누다 보면 간병인이 환자가 누워 있는 상태에서 가족들에게 다른 뜻 없이 하는 말들이 환자의 가슴에 큰 상처가 되는 경우도 있다.

예를 들어 "기저귀를 몇 번이나 갈았다.", "요즘 대소변을 더 못 가려서 어떻게 하나.", "회복될 기미가 잘 보이지 않는다." 같은 말이 그것이다. 이런 이야기들은 환자가 없는 곳에서 나누는 것이 환자의 회복을 위해서 바람직하다. 이런 세심한 배려가 차곡차곡 쌓여 환자에게 용기와 희망을 주게 되고 회복에 대한 자신감, 그리고 환자 본인의 자존감을 갖게 되는 원천이 되는 것이다.

또한 환자가 반응을 하지 않더라도 청각과 함께 촉각은 돌아가시는 순간까지도 무의식중에 살아 있으므로 볼에 뽀뽀를 해 드린다든지 머리를 쓰다듬어 주고 안마와 마사지를 해 주는 것이 환자의 회복에 역시 큰 도움이 된다. 환자에게 사람의 체온이 느껴지는 스킨십은 정서적으로 안정감을 줄 뿐만 아니라 뇌의 활성화에도 영향을 미친다. 마사지는 운동효과와 함께 특히 누워있는 치매환자들의 경우 혈액순환에 많은 도움이 된다. 어떤 경우라도 환자가 아무런 자극도 받지 않은 채로 하루 종일 누워만 있는 것은 회복에 도움이 되질 않는다. 환자가 그 당시에는 반응을 안 하는 것 같아도 무의식 속에서 환자의 마음과 몸에 편안함과 평화로움을 느끼게 된다. 이와 같은 치매 환자에 대한 세심한 배려가 서서히 환자의 마음과 몸을 회복시키는 데 도움이 된다.

병원을 옮겨 다니는 어려움

치매 환자와 가족들이 겪는 어려움 중의 하나는 한 병원에서 계속 있지 못한다는 점이다. A병원에서 B병원으로, 다시 B병원에서 C병원으로, C병원에서 다시 집으로, 집에서 다시 병원으로 옮겨 다니시는 분들이 생각보다 많다. 사실 치매라는 중증 환자에게 이런 점은 참으로 안타까운 일이 아닐 수 없다. 이렇게 몇 개월마다 병원을 옮겨 다니면 환자의 회복과 치료에 많은 장애가 된다. 지켜보고 나시 병원을 잡아야 하는 가족들의 입장 역시도 안타까운 일이다.

그래서 이 꼴 저 꼴 보기 싫고 역시 모시는 것이 최고다 싶어서 잠시라도 집에서 모시고 싶어서 환자를 집으로 모시고 와도 가족들은 여전히 불안하다. 왜냐하면 병원이 아닌 집에 계시게 되면 병원에서는 큰 문제가 되지 않는 사소한 증상들조차 심각한 문제로 발전할 수 있기 때문이다.

예를 들어 치매 환자가 당뇨병도 앓고 있는 경우 당뇨병이 심해져서 피부가 짓무르고 목욕조차 시키기 힘든 경우도 있다. 병원이라면 별 상황이 아닌데도 집에서는 응급상황이 될 수 있다. 당뇨병으로 혈당이 올라가서 피부가 가려운 경우 가족들 사이에서도 가려워서 자꾸만 긁으시니 아예 손을 묶어두자, 아니면 손에 장갑을 끼워 두자 등등 의견이 분분하다. 그렇다고 간병인이 잠을 안 자고 긁지 못하도록 밤새도록 제지할 수도 없는 노릇이다. 이런 경우에는 병원을 옮겨 다니더라도 병원에 계속 계셔야 하는지 고민하지 않을 수 없다. 게다가 만약에 연하곤란이 있는 경우 재채기를 하거나 음식을 잘못 삼켜서 흡인성 폐렴이 오면 그야말로 위급 상황이 발생하게 된다.

환자는 치매, 보호자는 화병

"긴 병에 효자 없다."라는 말이 있지만 이 말처럼 치매에 딱 맞는 표현도 없다. 여기다 효자가 아니라 불효자로 바뀌고 끝나는 경우도 종종 발생한다. 그만큼 보호자도 고생이라는 말이다. 그런데 치매 환자를 돌보는 상대 배우자들의 고충 또한 매우 심하다. 예를 들어 70대의 어머님이 치매가 걸리게 되면 거의 같은 연령대의 아버님들이 간병인의 역할을 하게 된다. 그 정도 연령대의 부부가 신혼처럼 잉꼬부부로 지내는 경우는 거의 없다. 또 부부가 각방을 쓰는 경우도 많다.

70대의 남편은 간병에 대한 훈련을 제대로 받은 전문적인 간병인이 아니기 때문에 치매 환자인 아내를 어떻게 돌보아야 하는지 도저히 알 수 없다. 이러다 보면 본인도 스트레스를 받아서 화병스트레스 누적 증후군에 걸리게 되고 이러지도 저러지도 못하는 곤란한 상황에 처하게 된다. 자식들이 가끔씩 오지만 가버리고 나면 부부 두 사람만 남게 되고 두 사람의 외로운 투쟁은 계속된다. 끝이 보이지 않는다. 이런 어르신들을 보면 치매를 치료하는 의사의 한사람으로서 무척 안타깝고 미안한 마음을 금할 길이 없다. 치매 잡는 백신이라도 나타난다면 이런 고충들을 한 번에 해결할 수 있을 텐데 하는 생각까지 한다.

치매 환자는 역시 환자이다 보니 가족들의 절대적인 보호와 사랑이 필요하다. 이런 경우에는 우선 자율신경계를 안정시키는 치료와 함께

80

부부가 각방을 쓰지 않는 것이 매우 중요하다. 따뜻한 체온을 느껴가면서 사랑의 온정을 부부가 서로 공유하는 것이 회복에 큰 도움이 된다. 실제로 치매 환자를 돌보는 보호자가 스트레스의 누적으로 화병에 걸린 경우, 보호자도 함께 치료받은 다음에야 치매 환자를 더 잘 돌보게 되는 임상 케이스들도 많다. 치매 환자를 잘 돌보기 위해서는 보호자도 역시 건강해야 한다.

우울증이 치매로 발전한다

요즘은 나이드신 어르신들이 자식들에게 간섭받거나 의존하기 싫다고 혼자 사시는 경우가 많다. 이런 경우 가장 걱정되는 것은 무엇보다도 대화의 상대와 채널이 없어짐으로 인해 생기는 우울증이다. 그런데 문제는 치매와 우울증이 밀접한 관련이 있다는 점이다. 병원으로 내원하는 치매 환자들 중에 상당수가 우울증을 앓고 계신 것만 보아도 우리는 우울증과 치매의 관계를 짐작할 수 있다. 국내의 연구에 의하면 우울증이 있을 경우 치매에 걸릴 확률이 3배 정도 더 높은 것으로 보고되고 있다.

여러 가지 이유로 어르신들이 부득이하게 홀로 사시는 경우라면 절대로 집에 혼자 계셔서는 안 된다고 말씀드리고 싶다. 혼자 사시더라도 가까운 곳의 친구, 지인들과 항상 대화하고 소통하고 왕래해야 우울증과 치매를 예방할 수 있다.

마땅한 친구와 지인을 만들기 힘들다면 자신에게 맞는 신앙생활을 하는 것도 권장할만하다. 절대자를 향한 믿음과 같이 신앙생활을 하는 사람들과의 긍정적인 대화와 소통은 도파민, 세로토닌, 아세틸콜린과 같은 뇌 신경전달물질의 흐름을 원활하게 하여 우리 두뇌의 기억회로를 활짝 여는데 많은 도움이 되기 때문이다.

만일 이조차도 힘든 여건이라면 애완견과 같은 반려동물을 키워 보는 것도 적극적으로 권장할만한 일이다. 사랑스러운 생명체인 동물을 보호하며 쓰다듬고 말을 건네고, 사랑하고 보살피는 행위 자체가 뇌의 활성화에 도움이 되는 경우가 많다. 애완동물과 같이 사랑을 나누고 산책도 같이 하면 운동으로 얻을 수 있는 기억력 증진의 효과도 덤으로 얻을 수 있다.

존재만으로도 고마운 사람

가족 중의 어느 누가 치매에 걸렸다고 해서 그 사람이 그 순간부터 가족이 아닌 것은 아니다. 여전히 우리의 가족이다. 치매 환자라기보다는 존재한다는 그 사실만으로도 너무나 고마운 가족인 것이다. 사실 긴 간병 기간 동안 가족들 역시 지치고 힘들게 된다. 이럴 때 가족들의 물음에 가끔씩 대답을 하는 치매 환자는 오히려 가족들에게 위안이 될 수 있다. 환자가 아닌 가족들이 반대로 더 위로를 받는 셈이다. 또한 치매 환자들이 누워서 허공을 응시하다가도 가끔씩 가족들의 눈을 바라다보면 가족들은 그 눈빛 하나로 오히려 위안을 받는다. 즉, 누워서 눈빛만 주어도 가족들에게는 고마운 일인 셈이다. 치매 환자를 겪다 보면 처음에는 치매 환자가 환자이지만, 나중에는 가족들이 오히려 환자가 된 듯한 착각에 빠질 때가 있다. 환자의 눈빛, 사소한 동작 하나하나가 오랜 간병에 지친 가족들을 오히려 위로해 주기 때문이다. 치매 환자들이 누워서 의식이 없는 것 같아도 청각과 촉각은 돌아가실 때까지 살아 있다는 말을 앞서도 했다. 그래서 때로는 치매에 걸리신 할머님을 위해 기꺼이 개그맨이 되는 손자손녀들이 그 어떤 명약보다 더 치료에 도움이 되는 경우가 있다. 어떻게든 환자가 즐거워하고 한 번이라도 더 웃게 해드리는 것이 큰 도움이 될 수 있는 것이다. 치매란 거듭 말하지만 가족이 함께 앓는 '가족의 병'이다. 가족이 함께 아파하고 함께 울고 웃고 함께 헤쳐 나가야 하는 병이다. 하지만 이런 상황에서도 가족들과 환자는 반드시 희망을 가져야 한다.

고통을 나누며 성숙해지는 가족

치매 환자들을 돌보는 보호자들의 사연도 정말 여러 가지로 안타깝고 눈물겨운 일들도 많다. 80대의 치매 시아버지를 60대의 며느리가 자신의 딸과 함께 홀로 모시면서 상담을 오신 일이 떠오른다. 80대 할아버지의 아들은 사업차 외국에서 생활하고 있고 며느리는 시집가지 않은 딸과 함께 시아버지를 모시고 살고 있었다. 그런데 환자가 거의 매일 소주를 2병 가까이 드셔서 진단 결과 알코올성 치매로 나왔다. 의사인 내가 아무리 술을 끊으라고 말씀드려도 할아버지는 막무가내였다. 며느리는 딸과 여자 둘이서 할아버지를 모시다 보니 할아버지가 가끔씩 이유 없이 화를 내시고 매우 모욕적인 언사를 하셔도 어떻게 할 수 없어서 매우 힘들다고 하셨다. 또 할아버지께서 움직이는 것을 싫어하시는 것까지는 이해하겠는데 도대체가 씻으려고 하질 않아서 냄새가 많이 나서 매우 힘들다는 것이다. 옷을 갈아 입혀드리는 것도 완강히 거부할 때는 여자들의 힘으로는 불가능에 가깝다고 했다.

비단 이런 것뿐만이 아니다. 치매 환자를 모시는 가족들이 겪는 어려움과 고통은 실로 상상을 초월한다. 어떤 경우에는 환자 자신보다도 그 가족들의 건강이 더 나빠지는 경우도 종종 있다. 가족들은 전문적인 훈련을 받은 간병인이 아니기 때문이다. 간병에 대한 체계적인 훈련을 받지도 않았으며 간병에 대한 지식과 대처법 또한 부족한 것은 어쩌면 당연한 일이다. 하지만 그 지식과 대처법의 부족으로 인해 가족 자신들의 마음과 몸이 모두 지치게 된다. 누군가에게 물어보고 싶어도 누구에게 물어보아야 하는지 실로 답답할 때가 많다. 그래서 치매를 가족의 병,

사회의 병, 더 나아가 국가의 병이라고 부르는 것이다. 비단 치매 가족의 문제만이 아니라 사회와 국가 전체가 같이 신경 쓰고 머리를 맞대어야 할 병이 바로 치매인 것이다. 최근에는 다양한 온·오프라인 모임을 통해 치매 환자 가족 모임이 이루어지고 있다. 따라서 우리 가족만이 겪는 고통이라고 좌절하지 말고 다른 치매 가정과 정보를 교류하고 정신적 고통을 나누며, 다양한 국가적, 사회적 도움의 손길을 알아보는 등 능동적이고 적극적으로 대처하는 것이 바람직하다.

chapter 2

치매 환자가 생겼을 때
가족들이 꼭 해야 하는 일들

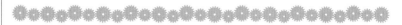

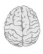 가족 중의 한 명이 치매에 걸리게 되면 가족들은 누구나 두렵고 위축되기 마련이다. 그러나 이럴 때일수록 두려워하기보다는 이를 긍정적으로 이겨내려고 가족 모두가 마음을 단단히 먹는 것이 좋다.

치매 박사가 돼라

가족 중의 한 명이 치매에 걸리게 되면 환자 본인은 물론 가족들도 많이 놀라고 당황하게 되어 우왕좌왕하게 된다. 이런 경우 많이 당황스럽겠지만 우선 냉정하게 사태를 인식하고 치매라는 병에 대해서 박사라는 소리를 들을 정도로 철저하게 파악하는 것이 중요하다. 병은 이미 걸렸지만 그 병에 대해서 철저하게 알고 있으면서 대처를 하는 것은 그렇지 않은 경우보다 회복되는 속도가 몰라보게 달라질 수 있기 때문이다. 환자뿐만 아니라 가족들 역시 이 병에 대해서 철저하게 이해하고 잘 알아두어야 적절한 조치를 신속하게 할 수 있다. 치매에 대한 지식을 알려고 한다면 그 분야에서 철저하게 검증된 책과 논문들을 찾아보는 것이 가장 정확할 것이다. 처음에는 이것이 매우 어렵고 힘들겠지만 검증되지 않은 자료들도 많이 떠도는 인터넷상에서 손쉽게 검색하여 얕은 지식만으로 대응하는 것보다 훨씬 더 정확하게 이 병에 대해 인식할 수 있을 것이다.

치매라는 병은 어떤 병이며, 주의사항은 어떤 것이며, 급성기의 치료와 후유증의 치료는 어떻게 다른지를 잘 검토해 보아야 한다. 아울러 건강한 가족들도 가장 완벽한 치료법인 예방을 위해 어떻게 해야 하는지를 숙지하는 것이 중요하다. 가족 중의 한 명이 치매에 걸리게 되면 가족들은 누구나 두렵고 위축되기 마련이다. 그러나 이럴 때일수록 두려워하기보다는 이를 긍정적으로 이겨내려고 가족 모두가 마음을 단단히 먹는 것이 좋다. 한국 축구의 새로운 이정표를 세운 영웅인 히딩크 감독이 강팀과 맞붙을 때 오히려 더 공격적으로 축구를 하는 이유를 물었을 때 그는 이렇게 대답했다고 한다.

"나는 상대가 강하면 강할수록 더 공격 축구를 한다. 왜냐하면 상대가 강하다고 해서 자꾸 뒤로만 물러나면 그 두려움은 더 커지기 때문이다. 그 두려움을 이겨내기 위해서라도 나는 공격, 공격할 수밖에 없다."

그렇다. 우리가 치매라는 놈에게 질질 끌려 다닐 것인가, 아니면 우리가 그놈을 잘 지배해서 우리의 몸으로부터 쫓아낼 것인가는 전적으로 우리 자신이 선택할 몫이다. 치매를 지배하고 치유되는 과정을 매일 매일 즐기다 보면 어느새 건강은 우리의 곁에서 가족을 지켜줄 것이다.

따뜻하고 합리적인 의사를 선택하라

모든 병이 그렇지만 치매에 걸리게 되면 환자와 가족들은 가장 먼저 관련 분야의 책과 인터넷부터 샅샅이 뒤져서 어느 의사가 그 병을 잘 치료하는가를 살피게 마련이다. 그러나 그 분야의 권위자라는 그 이름값보다도 훨씬 더 중요한 것은 치매라는 병에 걸린 환자에 대한 의사의 따뜻한 마음이 있는가의 문제다. 그 의사가 환자를 얼마나 따뜻한 마음과 손길로 치료하느냐에 따라 환자의 회복 속도는 많은 차이가 나기 때문이다. 물론 무조건 따뜻한 의사라고 해서 최선은 아니다. 어떤 질병을 치료함에 있어서 객관적인 자료와 처방에 의하지 않으면 그 따뜻함은 무용지물이기 때문이다. 그래서 마음은 따뜻하되 머리는 차가운 합리성을 가진, 냉정과 열정이 모두 깃든 '따뜻하고 합리적인 의사'를 선택하여 꾸준하게 믿고 6개월, 1년, 2년… 치료해나가는 것이 중요하다.

어떤 의사들은 환자의 검사 결과만을 가지고 설명하며 환자 본인 또는 가족들이 호소하는 증상들에는 귀를 기울이지 않으려 한다. 그러나 진실은 그 의사가 환자의 마음과 몸을 24시간 모니터링 할 수도 없고 한 적도 없다. 환자 본인만이 자신의 마음과 몸을 매일 24시간 모니터 링 한다. 따라서 환자가 호소하는 증상들은 아무리 사소한 것일지라도 의료인들은 반드시 주의를 기울어서 관찰하고 청취하는 것이 중요하다. 각종 검사로 나타나지 않는 이상들이 이러한 단서들에 의해 해결되는 경우가 많기 때문이다. 이렇게 자신이 검사한 검사 결과 이외에도 환자 자신과 보호자들이 호소하고 일러 주는 주요 증상들에 대해서 귀를 기 울일 줄 아는 의사를 치매 치료에 있어서 선택하는 일은 매우 중요하다 고 할 것이다.

일단 선택했으면 그 의사를 믿어라

간혹 환자들과 보호자들 중에는 자신들이 충분히 찾아보고 고민해서 찾아왔으면서도 치료하려고 하는 의사를 잘 믿지 못하고 안절부절 못하 는 경우가 있다. 이것은 치매의 치료를 위해서 환자와 의사 둘 모두에게 바람직하지 않다. 일단 자신들의 신중한 판단에 의해서 의사를 선택했 으면 그 이후로부터는 그 의사를 믿고 철저하게 치료와 회복에 전념해 야 한다. 그 의사에 대한 확고한 믿음이 있으면 그 환자의 몸에서는 엔 도르핀과 같은 면역 물질들이 많이 분비되어 회복에 도움이 된다. 확고 한 믿음이 없어 불안하게 되면 치료 효과도 잘 나지 않을뿐더러 의사 도 치료를 하고자 하는 의욕을 잃게 된다. 또한 환자의 몸에서는 코르티솔, 아드레날린, 노르아드레날린과 같은 소위 말하는 스트레스 호르몬이 분비되어 도리어 병의 치료를 방해하게 된다. 물론 의사의 몸에서도 안정적인 뇌파인 알파파가 나오지 않아 집중력이 떨어지게 된다.

치매, 중풍과 같은 뇌 질환의 경우 회복되는 데에는 몇 년 이상 걸리는 경우가 허다하다. 이것은 대한민국이 아니라 전 세계 어느 병원을 가더라도 마찬가지다. 이 기간 동안 꾸준하게 환자와 가족 그리고 의료인이 삼위일체가 되어 최선을 다해 치료해도 나을까 말까 하는데 여기서 서로간의 믿음이 깨어지면 치료는 사실상 속된 말로 "물 건너갔다."고 보아야 한다. 급할수록 돌아가라는 말이 이 경우에 가장 적합하다.

심한 경우 어떤 환자와 보호자들은 괜히 의사들의 심기를 자극하기도 한다. 다른 의사와 비교를 한다거나 아니면 치료에 차도가 없다는 말을 대놓고 주기적으로 하며 무능력하다고 몰아세운다. 이런 경우 우리는 먼저 이 점을 명심할 필요가 있다. 지금 본인 앞에 서 있는 의사는 이 세상 누구보다도 자신에게 필요한 강력한 우군이라는 사실을. 자신을 도와주겠다는 사람에게 힘과 용기를 줘야 그 사람이 더 의욕적으로 일하는 것은 자명한 이치다. 그런데 자신을 열심히 도와서 일하려는 사람에게 핀잔을 주면서 환자의 빠른 회복을 바라는 것은 어불성설이다. 물론 치매라는 병 자체가 빨리 회복되지 않으니 환자와 보호자 입장에서야 마음이 조급해지고 당장 책임자를 추궁하고 싶은 생각도 들 것이다. 그러나 이것은 질병의 치료에 있어서 환자와 의사 사이의 관계를 더 멀어지게 만들 뿐이다. 인내심을 가지고 의사를 믿고 꾸준하게 치료할 필요가 있으며 서로가 시로를 격려히며 위로하는 것이 빠른 회복의 지름길임을 명심하자. 지금 치료하고 있는 의료인과 병원이 항상 마지막이라는 절실한 마음으로 믿고 치료해야 치료 효과를 극대화할 수 있다.

흔들리지 말고 실천하라

환자와 보호자들의 마음이 다급하다는 것은 의사들도 다 안다. 하지만 치매라는 병의 경과 자체가 적어도 1년 이상의 만성적인 경과를 밟는다는 것 역시도 이미 다 알려진 사실이다. 그 객관적인 상황 하에서 의사와 환자, 가족이 서로 힘을 합쳐 치료를 하는 것이다. 따라서 일단 치료 결정을 내렸으면 어느 정도의 치료 기간이 걸리더라도 흔들리지 말고 치료법을 꾸준하게 믿고 실천하는 자세가 매우 중요하다.

한방에서는 치매의 치료를 3단계로 나누어서 한다. 1단계는 '체질개선' 치료이다. 치매에 걸리게 된 체질적인 원인을 찾아서 그 원인을 제거하는 것이다. 보통 3개월을 치료하고 1개월을 쉰다. 2단계는 '전신해독' 치료이다. 치매를 일으키는 원인인 뇌 혈관을 막히게 하는 인자인 어혈瘀血과 담적痰積을 미세하게 분해하여 땀, 소변, 대변으로 배출시켜 전신의 독소를 없애는 치료다. 역시 3개월을 치료하고 1개월을 쉰다. 3

단계는 '면역증강' 치료이다. 치매의 원인 인자들을 없앤 후 뇌신경이 느슨해진 것이 단단해지도록 뇌에 분포된 경락과 혈관의 면역력을 높여 주는 치료로 이 또한 3개월 치료 후 1개월을 쉰다. 이렇게 치매 치료의 경우 보통 1년 이상의 장기 치료가 필요하다.

"마음이 흔들리면 몸도 따라서 흔들린다."는 말이 있다. 우리는 몸에 대해서 다음과 같은 두 가지의 긍정적인 자세를 취할 필요가 있다. 첫째는 '감사하기Gratitude'이다. 어쨌든 이 몸이 지금까지의 나를 지켜왔고 이 몸은 앞으로도 평생 나를 지키고 책임져줄 컴퓨터의 하드웨어와 같은 존재이다. 나에게는 이 세상에서 내 몸처럼 소중한 것은 없다고 보아야 한다. 물론 나에게 치매라는 병이 왔지만 이 병을 이겨내는 것도 결국 내 몸이 잘 이겨내어야 하는 것이기 때문이다. 둘째는 '긍정적 시각화 Positive Visualization'이다. '긍정적 시각화'라는 것은 나의 건강했던 모습이나 미래에 완전하게 회복된 나의 모습을 매일 매일 머릿속으로 그리면서 건강한 이미지를 자꾸 연상하는 것을 말한다. 컴퓨터로 말하면 소프트웨어를 보강하는 작업과도 같다. 우리의 몸은 주인인 내가 마음속으로 그리는 대로 반응하게 되어 있다. 내가 스스로 완치되지 않을 거라고 미리 부정적으로 생각해 버리면 몸도 거기에 맞추어서 반응하며, 내가 충분히 이겨낼 수 있고 이번을 계기로 더 건강해질 수 있다고 자신 있게 믿어버리면 몸도 그 반응에 따라서 몸에 유익한 호르몬들을 많이 만들어낸다. 따라서 부정적인 생각을 가지고 매일 매일 투덜거리는 사람보다 긍정적인 생각을 하는 사람의 몸이 훨씬 더 빨리 회복되게 된다.

의사와 잘 소통하라

사실 요즘 의사와 환자의 관계라는 것이 돈을 주고받고 치료해주는 관계 정도로 인식되는 것 같아 무척 안타깝다. 환자가 의사를 신뢰하지 않고서는 그 어떤 병도 치료될 수 없는데도 말이다. 환자가 의사를 신뢰하지 않으면 병의 회복이 느려질 수밖에 없다. 의사와 환자가 서로 격려하고 인간적인 영혼의 교감이 이루어질 때 병은 빨리 회복된다. 의사들도 기계적으로 질병만 고칠 게 아니라 그 질병을 앓고 있는 환자와 아픈 마음으로 그 환자를 지켜보는 보호자들의 쓰라린 마음을 어루만질 수 있는, 따뜻한 마음으로 치료하는 심의心醫가 되어야 할 것이다. 곧 냉철하고 합리적이며 차가운 '이성'과 함께 훈훈하고 따뜻한 '가슴'이 같이 작용할 때 비로소 심의가 될 수 있다. 그리고 환자들도 이러한 의사들의 노력을 진심으로 인정해 주는 자세가 필요하다. 이 세상의 모든 의사들이 다 돈을 바라고 치료하는 것은 아니다. 자신의 의학과 의술로 아픈 사람이 치료될 때 느끼는 희열은 다시금 의학 공부를 계속하게 되는 계기가 되기도 한다. 그래서 의사라는 직업은 반드시 인류를 위해 기꺼이 희생할 수 있는 봉사 정신이 바탕에 깔려 있어야 한다고 본다. 대부분의 의사들은 이와 같은 봉사 정신을 가장 중요시한다. 지금부터라도 우리나라에서 의사와 환자의 관계가 상호 존중과 신뢰의 관계를 회복했으면 하는 생각이 간절하다. 현대 사회는 환자의 영혼을 어루만지고 영혼이 따뜻한 의사가 필요한 시기이다. 많은 경우에 있어서 의사의 긍정적인 따뜻한 말 한마디가 환자에게는 큰 희망이 된다. 그리고 의사가 진료를 마친 후 충분히 치료될 수 있다는 확신을 주면 그렇게 믿는 것이 환자들의 향후 치료의 경과에도 좋다. 의사가 치료될 수 있다고 하는데도 의심하면서 묻고 또 되묻는 환자들이 있다. 이렇게 되면 그야말로 '건강염려증Hypochondriasis, 신체 징후 또는 증상에 대한 잘못된 해석을 근거로 자신에게 심각한 질병이 있다는 두려움이나 그러한 생각에 집착하는 증상' 이 되고 만다. 건강염려증이 되면 몸에 당연히 좋을 리 없는 부정적인 호르몬인 코르티솔, 아드레날린, 노르아드레날린 등의 몸에 해로운 스트레스 호르몬들「뇌내혁명」에 의하면 노르아드레날린은 자연계에서 뱀 독 다음으로 해롭다고 알려져 있음이 분비되어 우리 몸을 공격한다.

의사와 환자, 가족 사이에 서로 허심탄회하게 대화를 나눌 수 있어야 진정한 건강장수를 누릴 수 있다. 그러나 요즘에는 의사와 환자, 가족 사이에 충분한 대화는커녕 환자들은 몸이 아픈 것만 해도 서러운 일인데 마치 병원으로부터 죄인 취급당하는 이중고를 겪는 경우도 허다하다. 그래서 병원이 사람을 살아나가게 하는 곳이 아닌 죽어 나가게 하는 곳이라는 부정적인 이미지가 강해진 것도 사실이다. 병원은 원래 사람을 살아나가게 하고 살려내는 곳이어야 한다. 그런데 그렇게 되려면 병원이 병이 나고 난 다음에 늑장 치료를 하러 가는 곳이 아니라 병이 나기 전에 미리 질병 예방과 건강증진을 할 수 있는 즉, 사람을 살아나가게 할 수 있는 건강병원Health Hospital으로 거듭나야 할 것이다. 건강병원에서는 의사와 환자, 가족 사이에 불신의 벽이 있을 필요도 없으며 의사와 환자, 가족이 치료 과정에서 눈살을 찌푸릴 이유도 없이 여유로운 관계를 형성할 수 있다. 이렇게 되면 병원은 가기 싫은 지긋지긋한 장소가 아니라 언제나 부담 없이 자주 갈 수 있는 '쉼터'와 같이 즐기는 장소가 된다. 이와 같이 환자와 의사, 가족 사이의 불신의 벽이 없어져야 병을 빠르게 물리칠 수 있다.

치매 진단을 받은 후 가족들이 꼭 해야 하는 일

1) 현재의 상황을 원망하기보다는 전화위복의 계기로 삼는다.
2) 항상 완치될 수 있다는 긍정적인 생각을 가진다.
3) 어떤 병원에서 어떤 진찰을 받을지 결정한다.
4) 어떤 병원에서 어떤 치료를 받을지 결정한다.
5) 향후 재활치료에 대한 준비를 미리 한다.
6) 후유증 치료와 재발 방지를 위해 어떤 치료를 받을지 결정한다.
7) 어떤 음식을 먹을지와 올바른 식생활 계획을 세운다.
8) 생활습관의 교정 계획을 세운다.
9) 적절한 운동법을 잘 설계하여 실천한다.

chapter 3

치매 환자와 가족들이 주의해야 할 9 가지

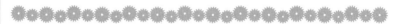

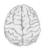 환자들 중에는 치료를 통해서 질병이 잘 치료하고 있는데도 불구하고 인터넷 기사들을 검색해서 지금 앓고 있는 병의 최악의 경과만을 머릿속에 기억해 두고 늘 불안해하는 것을 많이 볼 수 있다.

(1) 환자는 따뜻한 치료를 받을 권리가 있음을 잊지 마라

치매라는 병에 걸리게 되면 물론 당사자인 환자 본인이 가장 위축되고 자신감이 떨어진다. 그 어떤 위로의 말로도 본인의 심정을 달래주지는 못하는 게 사실이다. 그러나 환자는 따뜻한 치료를 받을 당당한 권리가 있다는 것을 알 필요가 있다. 치매는 누구나 걸릴 수 있으며 나는 남들보다 좀 더 일찍 왔을 뿐이라고 생각해 보자. 지금 건강하게 다니는 사람들도 언제 이 병에 걸릴지 사실 아무도 장담하지 못한다. 또한 치매는 나 혼자만의 병이 아니라 온 가족이 같이 협력해서 이겨내야 하는 가

족의 병이다. 가끔씩은 환자들이 병원에 가면 따뜻하고 친절한 대우를 받지 못할 때가 있다. 이런 경우 환자들은 많이 위축되고 속이 상하게 된다. 또 이 병에 걸린 것이 무슨 죄를 지은 것도 아닌데 죄인 취급당한다고 느낄 때도 있다고 한다. 내 몸에 병이 온 것만 해도 괴롭고 힘들고 서러운데 이런 대우까지 받으면 환자의 마음과 몸은 더 힘들게 된다. 분명히 말하지만 환자들은 따뜻한 치료와 배려를 받을 당당한 권리가 있다. 왜냐하면 병원과 의료인은 환자를 위해 존재하며 따라서 다른 곳에서는 몰라도 병원에서는 환자가 우선이기 때문이다. 환자가 불편한 것이 있으면 당당하게 병원과 의료인들에게 이야기할 수 있어야 한다. 물론 의료인들도 감정을 가진 사람이므로 서로 기분 나쁘지 않게 의사소통을 하는 것이 좋다. 따지거나 추궁하듯이 하지 말고 서로 격려하면서 요구를 하면 어느 의료인들이 이를 거부하겠는가?

(2) 검증되지 않은 민간요법에 의존하지 마라

전 세계적으로 우리나라처럼 검증되지 않은 민간요법과 속설이 난무하는 나라도 없을 것이다. 물론 사랑하는 가족 또는 친지가 위험한 병에 걸렸으니 여러 가지 풍문을 통해 방법을 모색하는 간절한 마음 자체가 나쁜 것은 아니다. 그러나 생각해 보라. 설령 어떤 사람이 어떤 민간요법으로 어떤 부분적인 증세가 좋아졌다고 해서 이것이 곧바로 다른 사람의 증세에도 그대로 적용되지는 않는다는 것이 문제이다. 사람들은 각각 타고난 체질과 고유의 신체적 특징이 있어서 다른 사람에게는 좋은 효과를 나타내는 것이 나의 몸에는 해악이 될 수도 있다. 더 큰 문제는 우리나라 사람들이 너무 정이 많아서 잘못된 민간요법 정보까지도 서로 공유하려고 한다는 점이다. 잘못된 정보를 공유하게 되면 요즘은 인터넷 등을 통해 일파만파로 퍼지기 때문에 이것이 마치 완전한 치료법처럼 왜곡된다.

물론 민간요법 자체가 다 나쁜 것은 결코 아니다. 여기서 말하는 것은 잘못된 또는 근거 없는 민간요법에 한해서이다. 민간요법이란 세계보건기구WHO의 정의에 의하면 '학문적 근거가 없이 전해져 내려오는 요법'을 일컫는다. 따라서 민간요법을 맹신하는 것은 병의 회복을 위해서 위험할 수 있다.

(3) 주변의 훈수에 너무 귀 기울이지 마라

우리나라 사람들은 정情이 많아서 남의 기쁨과 슬픔을 함께 나누려는 경향이 다른 어떤 나라보다도 강한 편이다. 이것이 반드시 나쁜 것만은 아니다. 하지만 치매와 중풍과 같은 위중한 병이 닥쳤을 때 정작 의료인들과는 상의하지 않고 주변 사람들의 훈수에 따라 행동하는 것은 자칫 더 큰 병을 키울 수도 있다는 것을 명심할 필요가 있다.

상황이 상황이다 보니 환자와 가족들의 귀는 얇아질 수밖에 없다. 당연히 병이 오게 되면 당황하게 되고 주변 사람들과 이야기하고 어떻게 해야 할지 상의를 하게 된다. 그런데 이럴 때 일차적으로 의료인들과 먼저 상의해야 한다. 주변 사람들이 다정다감하긴 하지만 의료에 있어서는 어쨌거나 비전문가이기 때문이다. 다른 사람이 이런저런 방법으로 어떤 병이 나았다고 하더라도 그것은 어디까지나 그 한사람에게만 해당되는 내용이기 때문에 이것을 그대로 다른 사람들에게도 적용하는 것은 의학적인 관점에서 볼 때 옳지 않다.

(4) 인터넷 정보에 일희일비—喜—悲하지 마라

요즘에는 세상이 다 인터넷으로 돌아간다고 해도 과언이 아닐 것이다. 물건도 인터넷을 통해서 사고 사람도 인터넷을 통해서 만날 수 있다. 그러나 인터넷이 편리하고 신속하긴 하지만, 그 정보의 깊이와 정확성에 있어서는 장담할 수 없는 것도 사실이다. 지금 현대사회에는 너무 정보가 많아서 탈이다. 여기다 이젠 모바일로 바로바로 확인하기까지 하는 세상이니, 처방전도 자신이 짓겠다고 하는 사람까지 생길 판이다. 정보는 부족만큼이나 무서운 것이 과잉이다. 그 무수한 정보 중에 얼마나 정확한 정보를 잘 선별하여 사용하느냐가 관건인 세상이다. 특히 치매와 같은 위중한 질병의 경우에 잘못된 가십성 정보를 가지고 마치 전

부인양 믿어서는 곤란하다.

인터넷의 정보대로 다 치료가 된다면 왜 치매란 병이 잘 낫지 않는 것일까? 또 환자들 중에는 치료를 통해서 질병이 잘 치료하고 있는데도 불구하고 인터넷 기사들을 검색해서 지금 앓고 있는 병의 최악의 경과만을 머릿속에 기억해 두고 늘 불안해하는 사람들을 많이 볼 수 있다. 참으로 안타까운 일이 아닐 수 없다. 본인의 증상과 일치하지 않는 다른 경우를 검색해서 오히려 병을 키우는 경우도 많다. 치료를 통해서 좋아지는 현상들을 더 소중하게 생각하고 그 호전 상황을 머릿속으로 그리면서 긍정적으로 생활하면 병은 어느새 우리 몸 밖으로 달아날 수밖에 없다는 '플러스plus 발상'이 병의 회복에 많은 도움이 된다. 거듭 당부하고 싶은 것은 인터넷으로 질병 연구를 하지 않았으면 한다. 질병 연구는 의료 전문가들이 하면 된다. 그럴 시간에 환자와 가족들은 아름다운 자연을 감상하며 인생의 즐거움에 심취하는 것이 차라리 회복에 더 많은 도움이 된다.

(5) TV, 신문을 지나치게 맹신하지 마라

TV와 신문도 마찬가지라는 생각이 든다. 이들 매체도 완전한 상업성에서 벗어나기는 힘들다. 때문에 여론의 인기에 어느 정도 편승하지 않을 수 없다. 치매와 같은 질병은 생활습관의 잘못이 누적되어 생기는 생활습관병이다. 따라서 병이 온 이후의 치료보다는 병이 오기 전의 철저한 예방만이 근본적인 치료법이라고 할 수 있다. 이 예방적 치료가 그야말로 첨단이다.

하지만 TV와 신문에서는 병이 생기고 난 이후의 치료법을 소개하는 것에 치중하고 있는 것이 사실이다. 이런 치료법의 소개는 사실 병을 예방하고 치료해야 하는 의료 소비자의 입장을 대변하는 것은 아니다. 치매와 같은 생활습관병에 대한 근본적인 의식 변화가 있어야 전 국민들이 건강해질 수 있다.

TV와 신문 등을 통해서 치매에 관한 정보를 얻는 경우에는 매우 신중한 자세를 가질 필요가 있다. "치매에는 뭐가 좋다!"라는 식의 생활 지침에 대한 정보 역시 신중하게 받아들여야 한다. TV와 신문 등의 보도 내용만 믿고 따라서는 안 되고 반드시 의료 기관을 방문하여 진찰받은 후 신중하게 판단해야 더 큰 화를 막을 수 있다.

(6) 학문적 근거 없는 민간요법은 믿지 마라

우리나라 사람들처럼 약을 좋아하는 국민들도 드물다. 아마도 '약을 먹은 든든한 느낌이 드는 약'이 있다면 그것마저도 먹을 사람들이다. 물론 꼭 필요한 약은 반드시 잘 복용해야 한다. 하지만 조금만 탈이 나도 사람의 심리라는 것이 약부터 찾는 것이다. 특히 의약품이 아닌 민간 약초들을 구해서 마치 신비한 약인 양 끓여 먹고 또 다른 사람들에게도 열심히 권하는 분들이 많다. 이러한 민간요법에 쓰이는 약초들은 엄밀히 이야기하면 한약도 한약재도 아니다. 한방 의료기관에서 처방되는 한약재는 식품의약품안정청으로부터 의약품의 기본 요건이 되는 안전성, 유효성, 안정성 등의 검사와 독성 검사를 전수검사를 통하여 철저하게 마친 규격 한약재만을 일컫는다.

전국의 모든 한방 의료기관에는 100% 규격 한약재만 사용하므로 안심할 수 있다. 그러나 부자, 천오, 초오 등의 일부 맹독성 약재는 규격한 약재라 하더라도 한약의 전문가인 한의사의 진단과 처방을 거치지 않고 복용하면 간에 치명적인 손상을 일으킬 수 있다. 또한 출처가 불분명한 민간약초의 경우 복용하게 되면 역시 간 독소로 작용할 수 있다. 따라서 과학적으로 검증되지 않은 민간요법은 상당히 위험하다. 한의사들이 염려하는 것은 바로 이러한 의약품으로 승인되지 않은 출처가 불분명한 민간 약초들이다. 따라서 한약 복용 시에는 항상 한방 의료기관에 내원하여 정확한 진찰을 거친 후 복용해야 한다.

또한 우리는 한약과 한약재의 개념을 더 명확히 할 필요가 있다. 한약韓藥과 한약재韓藥材는 엄연하게 다르다. '한약재'란 눈으로 보이는 생약 또는 천연물을 말하고, 한의학에서 말하는 '한약'이란 단순한 한약재의 나열이 아니라 한의학을 심도 있게 전공한 한의사가 이理·법法·방方·약藥, 군君·신臣·좌佐·사使의 과정을 거쳐 탄생한 것이다. 동의보감의 저자인 허준 선생이 말하는 처방魔方, 일반적으로 화제〈和劑〉라고 하는 것으로 한의학 용어로는 방제〈方劑, prescription〉이다. 예를 들면 가감加減보중익기탕, 가감십전대보탕 등이 그것이다 그 자체를 말하는 것이다. 즉, '한약재-생약=천연물≠한약韓藥'이다. 따라서 누가 어디에 좋더라는 말만 듣고 성분 미상의 한약재원산지와 기원에 따라 약효와 성분에 큰 차이가 나는데 이런 경우 알 길이 없음를 본인 스스로 또는 타인이 구해준 것을 정확한 '이·법·방·약', '군·신·좌·사'의 지식 없이 무작정 달여 먹는 것은 매우 위험한 일이다.

(7) 환자에게 일상적인 활동을 자주 시켜라

대부분의 가족들은 치매 환자에게 절대 안정을 취하라고 하면서 가볍고 손쉬운 일상적인 활동조차 안 시키는 경우가 많다. 환자가 설거지, 나물 다듬기 등의 일상적인 활동을 하려 하면 손사래를 치며 그만두고 쉬라고 하는 경우도 많다. 하지만 유감스럽게도 이것은 진정으로 치매 환자를 위하는 일이 아니다.

왜냐하면 환자는 치매라는 절체절명의 모진 비바람을 이겨내고 정상으로 돌아가야 하는 사람이다. 그런데 온실 속의 화초는 조금만 비바람이 몰아쳐도 그냥 시들어 버린다. 배려해 준다고 한 것이 기실 보호자가 없으면 아무것도 할 수 없는 응석받이로 만든 꼴이 된 셈이다. 그러나 온실 밖의 잡초는 웬만한 비바람에도 끄떡없이 잘 살 수가 있다. 치매의 경우도 결국은 환자 자신이 굳은 의지로 꿋꿋이 이겨 내야 하는 외로운 병이다. 나는 항상 치매로 고생하시는 환자와 가족들에게 치매 치료를 위해서는 환자가 온실 속의 화초가 되기보다는 온실 밖의 잡초가 되어야 한다고 강조한다.

우리의 손, 발, 눈, 코, 귀, 혀와 입의 자극은 뇌의 특정 연관 부위로 전달된다. 따라서 손발을 부지런히 움직이고 눈, 코, 귀, 혀, 입의 자극이 왕성할수록 그만큼 뇌의 기능도 활성화되어 치매의 예방과 회복에 도움이 된다. 임상시험에서도 손발에 침을 맞으면 그 위치에 해당하는 뇌의 운동신경 및 감각신경부위에 혈액순환이 촉진된다는 것이 입증되었듯이 손, 발, 눈, 코, 귀, 혀와 입의 자극은 뇌의 특정 연관 부위의 운동신경 및 감각신경과 상호 피드백 작용을 하게 된다. 쉽게 이야기해서 손, 발, 눈, 코, 귀, 혀와 입을 부지런히 움직이면 뇌 기능도 활성화되어 회복이 빨리 된다는 말이다.

(8) 완치될 수 없다는 말에 연연하지 마라

흔히 치매에 걸리면 의사들로부터 뇌세포는 한 번 손상되면 다시 재생되지 않으며 앞으로의 증세는 더 호전되기는 힘들고 현재의 상태를 유지하는 것만 해도 다행이라는 말을 듣게 된다. 당연히 환자와 가족들은 크게 실망하게 되고 환자는 치료 의욕 자체도 사라진다. 그러나 치매전문지 '알츠하이머병 저널Journal of Alzheimer's Disease' 2009년 12월호에 실린 연구결과를 보면 이것과는 다른 내용이 나온다. 그 내용은 특정 식품에 들어 있는 항산화 물질인 폴리페놀과 다가多價 불포화지방산이 새로운 신경세포를 만드는 뇌의 줄기세포 생성을 촉진한다는 것이다. 예전에는 뇌 형성이 완료된 성체 포유동물에서는 나이가 들면서 신경세포의 수가 줄어들고 새로운 신경세포도 만들어지지 않는다고 믿어졌다. 그러나 오늘날에는 이와 같이 성인의 뇌에서도 새로운 신경세포가 생성되는 것으로 알려지고 있다. 따라서 차茶, 포도, 포도주, 올리브기름, 코코아, 견과류, 과일, 채소 등 폴리페놀이 많이 들어 있는 식품과 등 푸른 생선, 옥수수, 콩, 해바라기 씨, 호박 등 다가多價 불포화지방산이 다량 함유된 식품을 섭취하는 것은 치매, 중풍과 같은 뇌 질환을 예방하고 치료하는 데 도움이 된다는 것을 알 수 있다. 완치될 수 없다는 부정적인 말에만 귀를 기울일 것이 아니라 이런 희망적인 메시지에 귀를 기울이고 전문가와 잘 상의하여 환자의 뇌를 지속적으로 자극하고 단련하는 적극적인 노력을 하는 것이 치료에 있어서 더 좋은 결과를 가져올 수 있다.

뇌를 지속적으로 자극하고 단련하는 방법 중에 의학적으로 가장 효율적인 방법 중 하나는 긍정적으로 세상을 바라보고 즐겁게 웃는 것이다. 긍정적인 생각은 도파민,세로토닌 등을 분비하므로 기억회로를 열어 두뇌를 활성화시킨다. 하지만 완치될 수 없다는 부정적인 생각은 아드레날린 등의 스트레스 호르몬을 분비하여 기억회로를 닫으므로 치매의 예방과 치료를 위해서는 부정적인 생각은 줄이고 완치될 수 있다는 희망적이고 긍정적인 생각을 많이 해야 한다.

(9) 인내심을 가지고 끝까지 포기하지 마라

치매 환자와 가족들이 치매 발병 초기에는 매우 열심히 치료하려 하고 노력도 많이 한다. 그러나 시간이 경과해도 치료가 더디게 되면 환자와 가족들 모두 쉽게 지치게 된다. 어쩌면 이것은 당연한 일이다. 이런 경우 "긴 병에 효자 없다."라는 말은 열심히 간호하고 있는 가족들에게는 사실 너무 잔인한 말인 것 같다. 긴 병에 효자가 없는 것이 아니라 그 치매라는 병 자체가 문제인 것이다. 가족들도 환자가 매달 조금씩이라도 호전되면 그 희망으로 간호에 더 집중할 수 있다. 그러나 호전될 기미도 안 보이고 의료인들조차 시원한 해답을 주지 않으니 답답함을 느낀다. 나머지 가족들도 생계를 포기하고 간호에만 매달릴 수도 없는 처지이다. 이중 삼중의 고통인 셈이다. 충분히 이해가 가는 상황이다. 그러나 가족들마저 환자를 포기하면 이 환자는 더 이상 갈 데가 없다는 사실을 명심해야 한다. 치매는 그 병이 발병하기까지 오랜 시간 동안 몸 안에서 형성되어 온 병이므로 회복에도 많은 시간이 걸린다는 것을 잘 이해해야 한다. 따라서 치료에 있어서 조바심을 가지면 가질수록 병은 더욱 깊어질 수도 있다. 항상 인내심을 가지고 가족은 환자를, 환자는 가족을 서로 격려하면서 긍정적으로 이겨내야 한다.

그런 면에서 'Slow and steady wins the race일을 급히 서두르면 망친다' 라는 서양속담이 치매의 극복을 위해 애쓰는 환자와 가족들에게 잘 들 어맞는 것 같다. 인내심을 가지고 꾸준하게 노력하면 호전되지 않을 것 같은 증상들도 서서히 회복되는 것을 치료과정에서 자주 볼 수 있다. 병 이 발생하는 것도 한순간이지만 병이 호전되는 것도 어느 한순간의 터 닝 포인트turning point가 있게 마련이다.

chapter 4

치매, 예방하고 싶다면
10년 일찍 준비하라!

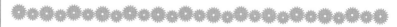

요즘에는 20대의 젊은 층에서도 치매 검진을 받으러 오는 경우가 많다. 이들은 대부분 치매 가족력이 있거나 기억력 저하로 인한 업무 지장으로 내원한다. 검사를 해 보면 이들은 대부분 아직은 치매가 아닌 중증 건망증 또는 경도 인지장애이다.

나는 평소에 각종 매체를 통해 나이가 들어가는 과정이 노화라는 다소 부정적인 말로 표현되는 것을 볼 때마다 마음이 아프다. 왜냐하면 나이가 들어가는 과정은 모든 사람들이 반드시 겪어야 하는 숭고한 인생의 소중한 과정이기 때문이다. 그래서 노인이라는 표현도 적절하지 않다고 생각한다. 대신에 '귀인貴人, noble person' 또는 '어르신'이라고 표현하는 것이 더 적합하다고 생각한다. 왜냐하면 그분들이 곧 우리의 미래이기도 하고 돈을 주고도 살 수 없는 인생의 소중한 경험들을 갖고 계신 살아있는 삶의 모델이기 때문이다.

내 말이 가당찮다고 생각하는 사람들도 반드시 알아둬야 할 것이, 사실은 그렇게 부정적으로 생각하는 사람들도 이미 '노인'일 경우가 대부분이라는 점이다. 왜냐하면 인간은 25세부터 이미 노화가 시작되기 때문이다. 즉, 젊은 사람들도 잠재적인 '노인'인 셈이다.

"늙었다고 생각하는 그 순간부터 인간은 늙어간다."는 말이 있다. 사람은 언제나 미래에 대한 희망과 사랑이 있을 때 살아갈 가치를 느낀다. 그러므로 자신 앞에 펼쳐진 남은 인생길이 부정적인 의미에서의 노화가 아닌 긍정적인 '귀화' 즉, 보다 가치 있고 희망적이고 즐거운 일로 인식될 때 우리나라 전체가 건강해지고 국민들의 건강수명도 늘게 될 것이다.

이렇게 되면 어르신들의 건강 문제로 소비될 보건의료의 비용을 다시금 사회적 동력으로 활용할 수 있게 되어 젊은이와 어르신들 모두 원윈 Win-Win할 수 있게 될 것이다.

예전에 의학 관련 국제학술세미나에 참석하기 위해 영국 옥스퍼드대학교에 간 적이 있었다. 그때 내게 가장 인상적으로 영국이 다가왔던 느낌은 그 나라 어르신들의 표정이 무척 평화롭고 여유롭다는 점이었다. 위축돼 보이지도 않았고 쓸쓸해 보이지도 않았으며, 복합적인 감정들이 한데 엉켜 표출되는 분노는 더더욱 찾을 수 없었다. 그분들의 행복하고 평화로운 표정은 보는 사람의 기분까지 편안하고 환하게 만들었다. 동시에 젊은 사람들과 함께 어울려서 건강하고 행복하게 사는 모습에서 '아! 바로 이것이구나!' 라는 생각이 어둑해지는 골목길에 켜지는 가로등처럼 빛났다.

그 순간 나는 한 가지 결심을 하게 되었다. 그것은 앞으로 우리나라의 어르신들이 세계에서 가장 건강하고 행복한 삶을 누릴 수 있도록 '건강수명健康壽命, Healthy Life Expectancy' 을 평생 연구해야겠다는 나 자신과의 약속이었다.

나이 들어가는 과정이 부정적인 '노화' 가 아닌, 긍정적이고 아름다운 '귀화貴化' 가 되기 위해서는 비교적 젊은 시기부터 치매와 같은 삶의 질을 떨어뜨리는 질병에 걸리지 않도록 미리 대비하고 준비해야 한다. 그렇게 하면 사회의 노령화가 사회의 '귀貴령화' 가 됨으로써 '문제 problem' 가 아닌 사회의 '축복' 이 될 것이다.

요즘에는 20대의 젊은 층에서도 치매 검진을 받으러 오는 경우가 많다. 대부분 치매 가족력이 있거나 기억력 저하로 인한 업무 지장으로 내원한다. 검사를 해 보면 이들은 대부분 아직까지는 치매가 아닌 중증 건망증 또는 경도인지장애다. 이와 같은 젊은 환자들을 진찰하고 치료하다 보면 치매라는 병 역시 20대부터 예방하는 질병 관리 원칙이 있어야 되겠다는 생각이 든다. 이른바 체질강화, 전신해독, 면역증강의 3단계에 걸친 질병관리 원칙이 중요하다.

통계청의 자료에 의하면 우리나라의 연간 중풍으로 인한 사망자는 인구 10만 명당 61.4명인데 실제로 2003년에서 2007년까지 최근 5년 동안 우리나라 국민의 중풍 환자 수는 매년 12.9%씩 증가하고 있는 추세이다. 그런데 문제는 최근에는 30, 40대의 젊은 층에서도 중풍의 발병이 빈번하게 나타나고 있다는 점이다. 이것은 서구화된 식습관의 변화와 각종 스트레스, 운동부족 등으로 인해 중풍의 주요 원인 인자인 고혈압, 당뇨, 고지혈증, 비만 등의 발병률이 높아지고 있음을 의미한다. 아울러 이러한 중풍의 선행 질환에 대한 관리가 적절하게 이루어지지 않음을 말한다.

마찬가지로 치매의 경우도 역시 최근에는 60대 이하의 젊은 연령층에서 많이 발병하고 있는데 이러한 현대사회와의 특성과도 무관하지 않음을 알 수 있다.

일반적으로 20대는 평생을 건강하게 살기 위한 탄탄한 기초를 설계하는 시기이다. 20대의 젊음이 영원할 것 같지만 이때부터 몸을 소중하게 여기고 건강에 대한 올바른 인식을 가지지 않으면 멀지 않은 장래에 치매와 같은 질환의 원인인자를 제공할 수 있는 위험성이 있다. 특히 이 시기에는 금연을 하고 교통사고와 같은 것에도 주의해야 한다.

30대는 미래를 대비한 건강한 생활습관을 형성하는 시기이다. 30대의 건강관리를 어떻게 하는가에 따라 40대 이후의 생활습관병의 유무가 결정된다. 따라서 이때부터 건강한 생활습관을 서서히 형성해 나가는 것이 바람직하다. 각종 생활습관병의 원인이 되는 담배를 끊어야 하며 술도 과음하지 말아야 한다. 또한 조깅이나 수영과 같은 심폐지구력과 근력을 향상시켜 주는 운동을 꾸준하게 하는 것이 중요하다.

40대는 치매, 중풍과 같은 생활습관병에 대한 정기검진을 시작해야 하는 시기다. 특히 40대에는 돌연사가 많으므로 1~2년 주기로 건강검진을 해야 하며 복부 비만 예방을 위해 규칙적인 운동을 꼭 해야 한다. 운동은 조깅, 걷기와 같은 유산소운동과 근력 강화운동 병행하는 것이 체력 증진에 좋다. 그리고 각종 스트레스가 몰리는 시기이므로 항상 긍정적이고 유쾌한 생각으로 몸속에서 유익한 호르몬인 엔도르핀이 분비되도록 생활습관을 가지는 것이 좋다.

치매를 예방하는 생활습관들을 예로 들면 대뇌 건강에 도움이 되는 식사하기, 담배끊기, 과음하지 않기, 대뇌활동을 부지런히 하기, 사회생활을 통한 주변 사람들과의 적극적인 교류, 하루 30분 이상 1주일에 3번 이상 유산소운동 하기 등이 있다.

'치매 없이 사는 양생법'은 결국 병 없이 사는 양생법과 늙지 않는 뇌를 만드는 방법과 밀접한 관련이 있다고 할 것이다. 치매 없이 사는 양생법은 다음 도표와 같이 요약할 수 있다.

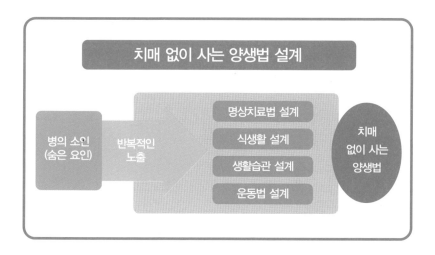

치매 없이 살기 위해서는 뇌를 늙지 않도록 하는 것이 중요한데 그렇게 하려면 뇌에 도움이 되는 두뇌의 휴식, 음식, 생활습관 그리고 운동법이 중요하다. 현대사회에서는 모든 것이 바쁘고 빠르게 돌아간다. 이렇게 바쁜 시대에 우리 몸의 어느 한 곳이라도 고장이 나면 경쟁에서 뒤처질 수밖에 없다. 따라서 앞으로의 시대는 '병 없이 사는 법'의 설계가 매우 중요하다. 우리가 병 없이 살려면 우선 병을 일으키는 숨은 요인을 미리 찾아서 철저하게 제거해야 한다. 치매의 경우도 마찬가지다. 아무런 이유 없이 치매가 오지는 않으므로 치매를 일으키는 잠재적인 요인들을 일상생활 속에서 잘 찾아서 미리 그 뿌리를 뽑아야 한다. 우리가 일상생활에서 부지불식간에 병의 숨은 요인인 소인素因, disposition에 반복적으로 노출되게 되면 여러 가지 병에 걸리게 되는데 치매도 그 중 하나이다.

따라서 항상 평소에 올바른 명상치료법 설계, 식생활설계, 생활습관 설계, 운동법설계를 통해서 나의 몸이 병에 걸리지 않는 건강한 상태로 유지되어야 평생을 병 없이 살 수 있다. 음식은 '건강을 만드는 자연의 명약'이라고 불릴 정도로 건강을 유지하고 증진시키는데 매우 중요하다. 그리고 습관은 '병을 만드는 첫 번째 숨은 요인'이므로 평소에 올바른 생활습관을 가지는 것이 건강한 삶을 사는데 도움이 된다. 운동은 '건강을 선물해 주는 명의'라고 불리울 정도로 우리 몸의 신진대사를 활성화시킴으로써 건강한 삶을 위한 필수적인 요소이다. 이와 같이 치매의 예방과 치료에 있어서도 가장 중요한 것은 본인 스스로가 실천할 수 있는 명상치료법, 올바른 음식의 섭취, 올바른 생활습관의 유지, 적절한 운동 등이라고 볼 수 있다.

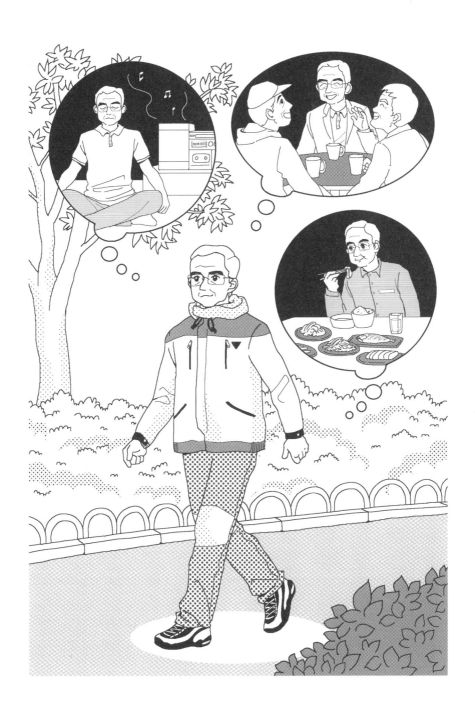

준비하는 치매 예방수칙

치매의 일반적인 예방 및 치료수칙은 아래와 같이 18가지 정도로 요약할 수 있다. 이 내용들을 평소에 잘 지키고 실천한다면 치매 없는 행복한 삶을 살 수 있다.

1) 영양 부족이 되지 않도록 식사를 골고루 하여 뇌세포가 감소하지 않도록 방지한다.

2) 지나치게 기름진 음식을 피하며 과식하지 않는다.

3) 뇌의 혈액순환을 돕기 위하여 물을 충분하게 마신다.

4) 스트레스를 담아두지 말고 적절하게 해소한다.

5) 항상 느긋하고 즐거운 마음의 상태를 유지한다.

6) 늘 새로운 정보를 접하고 일상적인 활동을 정상적으로 한다.

7) 젊은 사람들과도 자주 어울리며 친구들과 많은 대화를 나눈다.

8) 담배를 끊으며 절주한다.

9) 나이가 들수록 기억력의 저하를 줄이기 위해 꾸준하게 두뇌활동을 한다.

10) 항상 긍정적으로 세상을 바라보며 즐겁게 웃는다. 긍정적인 생각은 도파민, 엔도르핀 등을 분비하여 기억의 회로를 열어 두뇌를 활성화시키므로 치매의 예방과 치료에 도움이 된다. 반면에 부정적인 생각은 아드레날린 등의 스트레스 호르몬을 분비하여 기억의 회로를 닫아서 기억력 저하와 치매 발병의 위험성을 높인다.

11) 평소에 자상한 성격을 가지려고 노력한다.

12) 사람의 기억력은 걸을 때 가장 좋으므로 걷기를 꾸준하게 한다.

13) 기억장애 또는 언어장애가 있으면 지체하지 말고 즉시 검진을 받는다.

14) 많이 웃고 밝게 사는 습관을 들이며 우울증은 반드시 치료 받아야 한다.

15) 손발에 감각의 이상이 있으면 즉시 검진받고 조기치료를 받는다.

16) 콜레스테롤 수치를 점검하고 살이 찌지 않도록 주의한다.

17) 심장병과 당뇨병을 예방하고 조기 치료한다.

18) 뇌혈관의 이상을 막기 위해서 정기적인 혈압 검사를 받고 고혈압의 예방과 치료
    에 노력한다.

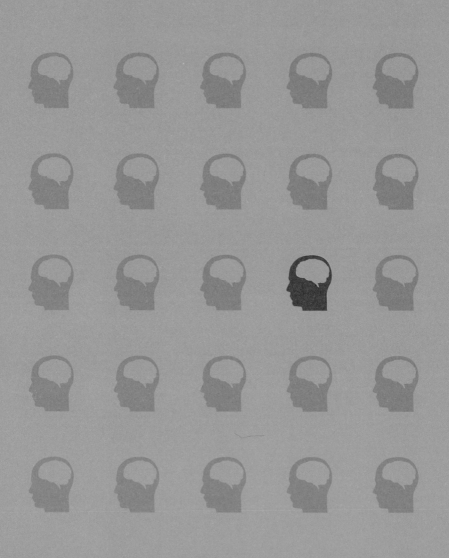

PART 3

가정에서 실천하는
치매 솔루션

chapter 1

치매를 예방하고 치료하는 영뇌 명상치료법
(마음으로 몸을 다스리는 법)

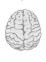
중요한 것은 어떤 방법으로든 몸 안에서 휴식반응이 나와서 우리의 마음과 몸을 안정시켜서 도파민, 세로토닌과 같은 긍정적인 신경전달물질이 많이 나오게 해서 뇌가 행복감을 느끼고 기억의 회로가 활짝 열려서 기억력과 인지기능이 증진되게 하는 것이다. 이것이 바로 치매의 예방과 치료에 도움을 주는 '영뇌 명상치료법'의 핵심이다.

앞서 '영뇌건강법'에서 이야기했듯이 치매는 우리의 보이지 않는 마음과 관련된 '영혼적인 뇌'와 뇌혈관, 뇌세포와 같은 '신체적인 뇌'가 모두 이상이 생겨서 발생하는 질환이다. 따라서 치매 솔루션은 기본적으로 반드시 긍정적인 마음영혼을 바탕으로 실천하여야 효과를 발휘할 수 있다. 음식을 먹을 때도, 평소의 생활습관에서도, 또 운동을 할 때도 항상 긍정적으로 즐기면서 감사하는 마음으로 할 때 진정으로 영혼적 뇌와 신체적 뇌의 균형을 통한 완벽한 뇌의 건강을 유지하여 치매를 예방하고 치료하는 데 도움을 줄 수 있다. 즉, 긍정적인 마음을 바탕으로 한 명상치료법, 올바른 식생활, 규칙적인 생활습관, 적절한 운동이 치매를 예방하고 치료한다는 것이 영뇌건강법의 핵심이다.

이렇게 하면 의학적 치료보다 더 중요한 내 몸 안에 숨어 있는 '자가치유능력Self-care'을 극대화시켜 보다 강력한 치매 예방과 치료 효과를 가져올 수 있다. 기존의 약물치료에만 의존하는 치료가 25%의 치료라면 이렇게 명상치료법, 음식, 습관, 운동을 통한 '자가치유능력' 75%를 가미한 치료는 100%의 노력을 다하는 치매 치료라고 볼 수 있다. 이와 같이 치매의 예방과 치료는 병원에서의 치료와 함께 일상생활에서의 자가치유능력을 향상시키는 치료가 반드시 병행되어야만 더 완벽할 수 있다. 그리고 이와 같이 노력하는 뇌는 결코 잠들지 않는다.

'영뇌 명상치료법'은 마음으로 몸을 다스려서 스트레스 반응의 반대 반응인 '이완휴식반응'을 유도하는 치료법이다. 우리 몸에는 스트레스 반응인 '싸우거나 도망가는 반응Fight or Flight Response'과 '이완반응 Relaxation Response'이 있는데 스트레스 반응이 나타나게 되면 대뇌의 기억회로가 닫히게 되어 기억력이 떨어지고 치매의 위험성이 높아지고 치매 환자는 그만큼 회복이 힘들어지게 된다.

이런 의미에서 우리는 일상생활에서 평소의 스트레스를 잘 조절하여 우리의 마음과 몸이 적절하게 이완되고 휴식을 취할 수 있도록 해서 이완반응이 일어나도록 하는 것이 심박수를 안정시키고 뇌에는 안정적인 뇌파인 알파파가 많이 나오게 하는 방법이다. 이 이완반응을 일으키는 명상치료법의 방법들은 매우 다양하다. 명상치료법 CD를 듣는 방법이 있고, 조용한 음악을 듣는 방법도 있을 수 있으며, 자신이 좌우명으로 삼는 짧은 단어 또는 주문을 떠올리며 20~25분 정도 명상에 몰입하는 것과 본인이 좋아하는 운동이나 취미에 몰입하는 것 역시 좋은 방법이 된다.

중요한 것은 어떤 방법으로든 몸 안에서 스트레스 반응이 아닌 이완반응휴식반응이 나와서 우리의 마음과 몸을 안정시켜서 도파민, 세로토닌과 같은 긍정적인 신경전달물질이 많이 나와서 뇌가 행복감을 느끼고 기억의 회로가 활짝 열려서 기억력과 인지기능이 증진되게 하는 것이다. 이것이 바로 치매의 예방과 치료에 도움을 주는 '영뇌 명상치료법'의 핵심이다.

이것을 필자는 매일매일 실천하는 3가지 평생 치매 예방법으로 풀어서 환자들에게 설명하고 있기도 하다.

일단 필자가 제시할 수 있는 가장 좋은 최적 코스는 다음과 같다.

(1) Self-care(명상치료법+음식+습관+운동)

    1) 영뇌명상치료법

        가. 하루 25분 명상법(하버드대의대 명상치료법 CD)

        나. 벤슨-헨리 명상치료법 프로토콜(번역본)

    2) 영뇌음식

    3) 영뇌습관

    4) 영뇌운동

(2) Happy Buttons(사죽공혈, 예풍혈 경혈지압법)

"뇌세포들은 한 번 죽으면 영원히 재생될 수 없다."

흔히들 뇌세포는 한 번 죽으면 영원히 재생될 수 없다고 한다. 하지만 이것은 기억에 대한 근거 없는 믿음이라는 것이 최근의 연구결과들에서 밝혀지고 있다. 필자가 치매의 희망적 치료라고 이야기하는 것은 바로 이러한 맥락과 관련이 있다. 가정에서 실천하는 치매 솔루션에서 맨 먼저 치매를 예방하고 치료하는 '영뇌 명상치료법'을 강조하는 것도 이러한 기억에 대한 잘못된 믿음을 타파하여 정신적 긴장과 스트레스로 인해 치매의 증상이 더 악화되는 것을 방지하기 위한 목적이다.

이러한 영뇌 명상치료법을 잘 활용하여서 기억에 대한 근거 없는 믿음과 실망이 없어지고, 나이가 들수록 더 영혼적 뇌와 신체적 뇌의 건강이 모두 증진되어 치매의 예방과 치료에 도움이 되었으면 한다. 다음의 내용은 그 예들을 제시한 것이다.

"수년 동안 과학자들은 당신이 일단 성인기에 도달하면 새로운 뇌세포가 생성되는 것이 멈춘다고 추정했다. 다시 말하면 그들은 뇌세포들이 한번 죽으면 재생할 수 없다고 추정했던 것이다. 하지만 몇 년 전에 과학자들은 성인들에게도 새로운 뇌세포들이 재생된다는 사실을 발견했다. 이 연구결과에서 특별하게 고무적인 것은 뇌세포들의 새로운 재생의 대부분이 기억 강화의 핵심적인 뇌 구조인 해마에서 발생하고 있다는 점이다.

이런 연구 결과는 신경과학자들이 노화하는 뇌와 기억에 대해 생각하는 방식을 바꾸었다. 대부분의 경우에 우리들은 이제 당신이 아무리 나이가 많더라도 당신의 뇌는 새로운 기억을 형성하는 신경 경로를 지원하는 잠재력을 가진 새로운 뇌세포들을 만들 능력이 있다고 믿는다. 그리고 만약 뇌가 새로운 신경세포들을 만들어낼 수 있다면, 언젠가는 알츠하이머병과 같은 퇴행성의 뇌 장애들로 인해 야기된 뇌의 손상과 심각한 기억 상실을 복구할 수 있는 가능성이 있을지도 모른다는 희망이 있게 된다."[1]

우리들은 "하루에 수천 개의 뇌세포가 죽는다."라는 이야기를 들어본적이 있다. 그리고 대부분의 사람들은 사람의 뇌는 어렸을 때만 생성되고 성인이 되어서 생성을 멈춘 뇌세포는 나이가 들면서 점점 감소하게 된다고 알고 있다. 또한 이러한 뇌세포의 죽음이 학습하고 사고하는 능력을 현저하게 감소시킨다고 믿고 있다. 하지만 이러한 생각은 최근의 연구결과들에 의해 과장과 반쪽 진실의 결합이라는 의견으로 수정되고 있다. 곧 뇌세포는 일생동안 생성된다는 것이다. 그리고 설령 매일 수만 개의 뇌세포가 감소하더라도 뇌세포 전체를 잃으려면 거의 274년이 걸릴 것이라는 주장도 있으며, 어떤 뇌 영역에서는 뇌세포 밀도가 나이가 들면서 오히려 증가한다고 주장하는 연구원들도 있다.[2]

치매에 대한 대비 방법

마음, 뇌, 몸을 동시에 경영하라. → 영뇌(靈腦)건강법이다.
(1) 마음을 경영하라. mind=spirit=영혼적 뇌
(2) 뇌를 경영하라. 신체적 뇌
(3) 몸을 경영하라.

영뇌건강법 : 치매는 영혼적 뇌와 신체적 뇌가 모두 손상 받은 상태이다. 따라서 마음과 몸, 즉, 영혼과 뇌를 모두 고려하는 영뇌 치료법이 치매에 적용되어야 한다.

---

1) Aaron P. Nelson, Susan Gilbert, The Harvard Medical School guide to achieving optimal memory(New York: McGraw-Hill, 2005), 46.
2) Aaron P. Nelson, Susan Gilbert, The Harvard Medical School guide to achieving optimal memory(New York: McGraw-Hill, 2005), 45.

마음과 몸의 상관관계

치매는 사람의 마음에 비유되는 '영혼적 뇌'와 뇌혈관, 뇌세포와 같은 '신체적 뇌'가 모두 손상된 상태이다. 따라서 단순한 신체적 뇌의 치료만으로는 궁극적인 치매 치료가 불가능하다. 따라서 완전한 치매 치료를 위해서는 영혼적인 뇌인 마음과 신체적인 뇌인 뇌혈관, 뇌세포 그리고 뇌와 밀접한 관련이 있는 몸 즉, 마음, 뇌, 몸의 세 가지를 동시에 잘 경영영뇌건강법해야만 완전하게 균형 잡힌 치매 치료가 될 수 있다. 다음과 같은 내용들이 치매의 예방과 치료를 위한 영뇌건강법의 이해에 도움이 될 수 있을 것이다.

"현대 의학 및 과학계에서는 신체 건강의 개선에 있어 마음은 직접적인 상관관계가 없다는 잘못된 가설을 오랫동안 사실로 받아들여 왔다. 이는 17세기 프랑스 철학자 르네 데카르트가 주장한 '마음과 몸은 분리되어 있다.'는 철학적 논리에 기반을 둔 것이다. 따라서 의사 및 과학자들은 신체를 하나의 정교한 기계로 인식하여 약물이나 수술, 기타 의학적 수단에 의해 얼마든지 변화, 보수, 정비될 수 있는 대상으로 여겼다."[3]

3) Herbert Benson, William Proctor, Relaxation Revolution(New York: Scribner, 2010), 17.
4) Herbert Benson, William Proctor, Relaxation Revolution(New York: Scribner, 2010), 17-18.

"하지만 이제 이 같은 인식은 점차 변하고 있다. 오랫동안 기정사실로 받아들여져 왔던 이러한 내용이 잘못되었다는 것을 다양한 연구팀들이 과학적 방법을 통해 입증하고 있기 때문이다. 일례로 현재 우리가 하버드에서 진행하고 있는 연구에 따르면2008년 7월 온라인 저널 PLoS ONE에 게재된 내용 인간의 마음은 유전적인 수준까지 신체에 직접적인 영향을 줄 수 있는 것으로 나타났다. 즉, 마음은 좋은 쪽으로든 나쁜 쪽으로든 신체가 기능하는 방식을 변화시킬 수 있다는 것이다. 이 같은 발견은 마음과 몸은 분리되어 있다는 데카르트의 주장을 아주 효과적으로 반박하고 있다."[4]

결국 이상의 내용들을 토대로 가장 효율적인 치매 예방과 치료법을 요약하면 다음 표와 같이 정리할 수 있다.

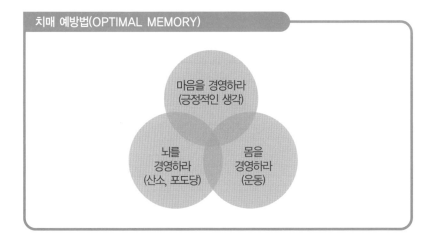

부정적 생각이 만병의 근원이다

부정적인 생각, 스트레스의 누적

| 부정적인 사고방식의 형성 | 스트레스의 원인은 부정적인 생각과 사고방식에 있다. |

화병(Hwa-Byung)

| 아드레날린, 노르아드레날린, 코르티솔의 분비 | 스트레스 호르몬의 누적과 혈관의 수축 |

우울증, 치매, 중풍, 심장병, 암 유발 가능성

| 도파민, 세로토닌, 엔도르핀, 디노르핀의 분비 억제/스트레스 호르몬의 분비 | 스트레스 호르몬이 분비되어 우울증, 고혈압, 심장병, 편두통을 일으키며 면역력이 감소 |

바버라 프레드릭손Barbara Fredrickson의 '확장과 수립 이론Broaden and Build Theory'에 의하면 우리가 부정적인 생각을 하게 되면 이 부정적인 생각은 우리의 행동을 싸우거나 도망가는 좁은 통로로 몰아가는 반면에, 긍정적인 생각은 우리가 더욱 사려 깊고 창의적으로 생각하고 새로

운 아이디어에 열린 마음으로 대하게 함으로써 우리의 가능성을 더욱 확장시켜준다고 한다.

실제로 항상 긍정적이며 기뻐하고 만족할 줄 아는 사람들은 항상 부정적이고 화를 내며 불안해하는 사람들에 비해 훨씬 더 다양하고 넓은 관점의 생각과 아이디어를 떠올릴 수 있다고 알려져 있다.

우리가 긍정적인 사고방식을 습관화해서 이런 식으로 긍정적인 생각이 우리의 인지와 행동 영역을 확장시키게 되면, 우리는 보다 창의적으로 사고할 수 있어서 치매의 예방과 치료에 큰 도움을 주게 된다.

의학적으로 긍정적인 생각은 우리 뇌에 도파민과 세로토닌의 분비를 활발하게 만드는 효과가 있다. 원래 이 도파민과 세로토닌은 우리의 기분을 좋게 만들어주며 우리 뇌의 학습 담당 중추가 보다 높은 수준의 학습까지 가능하도록 도와주는 천연 화학물질이다. 이 도파민과 세로토닌은 더 많은 신경 연결이 이루어지고 지속될 수 있도록 하여 새로운 정보를 받아들여 정렬하도록 하고, 이 정보를 우리의 뇌가 보다 오래 기억할 수 있도록 도와주는 역할을 한다. 또한 시간이 지나 정보를 다시 불러들일 때에도 보다 빠른 속도로 기억해낼 수 있도록 해주기 때문에 치매를 예방하고 회복하는 데 도움을 주는 신경전달물질이다.

의학적으로 도파민의 분비조절에 이상이 생기면 각종 질환이 발생한다. 예를 들어 도파민의 분비가 과다하게 되면 조울증 또는 정신분열증

schizophrenia을 일으킨다. 반대로 도파민의 분비가 줄어들면 우울증을 발생시킨다.

만약에 도파민을 생성하는 신경세포가 손상되면 운동장애를 유발시켜 파킨슨병Parkinson's disease을 발생하게 한다. 마약을 통해 느끼는 환각 또는 쾌락도 도파민의 분비를 활성화시켜 얻게 되며, 담배를 피움으로 인해 흡수되는 니코틴도 도파민을 활성화시켜서 쾌감을 느끼게 해준다.

환자는 치매, 보호자는 화병!

환자는 무엇을 해야 할까?
1. 환자는 보호자의 이야기를 잘 따라 주어야 한다. 서로의 협조가 중요하다.
2. 환자의 의지가 치매 치료에 있어서 가장 중요하다. 스스로를 격려하고 대견하게 생각하라.
3. 보호자는 세상에서 가장 든든한 나의 지원군이자 아군이라는 사실을 명심하라.

보호자는 무엇을 해야 할까?
1. 보호자는 답답하더라도 환자가 아기라고 생각하고 잘 보살피도록 한다.
2. 환자에게 보호자가 화를 내거나 하면 환자는 더 나빠진다.
3. 보호자 역시도 화병에 걸리지 않도록 스트레스 조절에 신경을 쓰도록 한다.

영뇌 명상치료법-마음으로 몸을 다스리는 법

1. 하버드대학교 의과대학 '흠싸 명상치료법'

영뇌 명상치료법의 한 예로 하버드대학교 의과대학 흠싸 명상치료법이 있는데 이것은 하버드대학교 의과대학부속병원에서 연구 · 개발된 내용

우리 몸은 두 가지 선택 중 택일하고 반응한다

싸우거나 도망가자!
Fight or Flight Response

- 교감신경 활성화
- 아드레날린, 노르아드레날린, 코르티솔 분비
- 스트레스 상태

휴식, 행복하자!
Relaxation Response

- 이완반응으로 휴식하기
- 부교감신경 활성화
- 도파민(쾌락호르몬), 세로토닌(행복호르몬), 엔도르핀(면역호르몬), 옥시토신(사랑호르몬) 분비
- 스트레스 잊은 상태

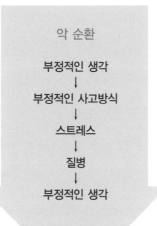

악 순환

부정적인 생각
↓
부정적인 사고방식
↓
스트레스
↓
질병
↓
부정적인 생각

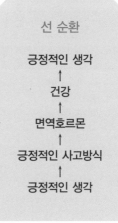

선 순환

긍정적인 생각
↑
건강
↑
면역호르몬
↑
긍정적인 사고방식
↑
긍정적인 생각

을 필자가 한국인의 정서에 맞게 번역, 감수하였다.[5] 하버드대 의대 명상 치료법의 효과는 이완반응Relaxation Response으로 몸의 긴장을 풀어줄 뿐만 아니라, 스트레스를 해소시켜 주고 자율신경계를 안정시키며 특히 치매와 불안장애공황장애, 우울증 등 뇌 관련 질환에 큰 도움을 준다.

하버드대학교 의과대학 명상치료법은 8주 이상 계속하면 스트레스 반응의 반대반응인 이완반응휴식반응이 생겨서 치매, 불안장애공황장애, 우울증 등을 극복하는 데 큰 도움이 된다. 확실한 명상치료법의 효과를 보기 위해서는 몇 년 이상씩 꾸준하게 실시하는 것을 권한다.

우리가 통상적으로 밥을 세 끼 정도 먹는데 이는 신체적인 뇌에 밥을 먹여준다고 볼 수 있다. 신체적인 뇌에는 이렇게 매일 세 끼 식사를 통해 영양을 공급하면서 정작 신체적인 뇌를 움직이는 보이지 않는 영혼적인 뇌에는 하루에 한 끼의 식사도 공급하지 않는 꼴이 된다.

그래서 필자는 하루에 1번 정도는 보이지 않는 우리의 영혼적 뇌에도 영양을 공급해야 한다고 본다. 이와 같은 명상치료법을 통해 명상CD 등을 하루에 1번 정도 듣고 하루 동안 지친 영혼적 뇌에 휴식과 에너지를 주는 것이 꼭 필요하다. 그래서 우리는 일상생활에서 하루에 네 끼의 식사를 하는 것이 옳다고 본다. 세 끼는 통상적인 식사를 하고, 한 끼는

---

5)저작권자 : 박주홍, 한국저작권위원회 저작권등록번호 제C-2014-021727호, CD)

잠 자기 전에 영혼적 뇌에 영양과 휴식, 에너지를 주는 식사를 하는 것이 영혼적 뇌와 신체적 뇌 모두를 건강하게 하여 치매를 예방하고 치료하는 데 매우 중요한 역할을 할 것이다.

그래서 필자는 매일 매일 예방하는 평생 치매 예방법으로 3R 치매 예방법을 추천한다.

> 매일매일 실천하는 3R 평생 치매 예방법
>
> 채우자Refill! 풀자Release! 휴식하자Relax!

아침 (채우자)	아침밥과 뇌 건강에 좋은 영뇌차, 약차주스(영뇌차주스, 강황주스)를 마신다. 아침밥은 탄수화물이 포도당으로 바뀌는 데 8시간 걸리는데 약차와 주스의 형태는 3~4시간 만에 포도당으로 전환되어 오전에 뇌의 집중력이 좋아진다.
점심 (풀자)	뇌 건강 지압법(혈행을 좋게 하는 지압법인 해피 버튼을 눌러래!) : 스트레스를 남겨두지 말고 그때그때 풀자.
저녁 (휴식하자)	뇌 건강 명상치료법(예 : 하버드대학교 의과대학 흠싸 명상치료법) : 온종일 지친 뇌에 휴식을 주자.

하버드대학교 의과대학 명상치료법 CD 듣는 법

1. 하루에 한 번 매일 25분을 듣는다. 매일 일정한 시간에 하루에 한 번씩 하루도 거르지 않고 최소 8주 이상을 들으면 이완반응이 나타나서 대뇌의 집중도가 높아져서 기억력이 증진된다. 최대의 효과를 얻기 위해서는 몇 년 이상 꾸준하게 듣는 것이 중요하다.

2. 듣고 나서 명상치료법 다이어리_{부록에 있음}에 들은 날짜, 시간, 그리고 집중도와 편안도를 작성해서 4주마다 체크를 받는다.

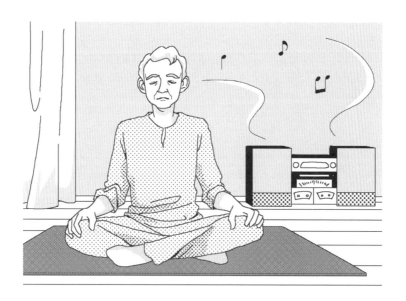

2. 하버드대학교 의과대학 '벤슨-헨리 프로토콜'

벤슨-헨리 프로토콜은 인체에서 해를 끼치는 스트레스 반응을 최소화하고 인체에 좋은 작용을 하는 이완휴식반응이 일어나서 심박수의 안정과 자율신경계의 안정을 기하여 궁극적으로 치매를 비롯한 각종 스트레스성 질환을 미리 예방하고 환자들은 회복을 돕기 위한 명상치료법의 하나이다.

하루에 20~25분 정도를 실시하는 방법인데 크게 1단계와 2단계로 구성된다. 1단계는 평균 12~15분 정도 매일 반복해서 실시하며 2단계는 평균 8~10분 정도가 걸린다. 1단계는 휴식을 통한 이완반응을 도출하는 과정이며 2단계는 머릿속으로 시각화하여 상상하는 방법이다.

〈벤슨-헨리 프로토콜〉[6]

1단계: 휴식을 통한 반응 도출

휴식을 통해 반응을 이끌어내는 방법으로 이는 유전적 활동 및 스트레스와 관련된 심리적 반응에 긍정적인 변화를 제공한다. 최소 하루에 한 번 시행해야 하며 12~15분 정도 소요된다.

---

6) Herbert Benson, William Proctor, Relaxation Revolution(New York: Scribner, 2010), 9–10, 111–112.

스텝1: 자신의 좌우명을 담은 자신이 가장 좋아하는 특정 단어, 문구, 이미지, 짧은 기도문 등을 떠올려보거나 숨쉬기에 집중한다.

스텝2: 조용한 자리를 찾아 편안한 자세로 차분하게 앉는다.

스텝3: 눈을 감는다.

스텝4: 계속해서 모든 근육을 편안하게 이완시킨다.

스텝5: 천천히, 자연스럽게 호흡을 한다. 숨을 내쉴 때는 떠올린 단어나 문구를 반복해서 생각해보거나 그것을 하나의 이미지로 떠올려본다. 또는 호흡 리듬에 집중한다.

스텝6: 수동적인 자세를 취해본다. 다른 생각이 끼어들려고 할 때면 "괜찮아."라고 가볍게 넘기고 다시 집중한다.

스텝7: 이 연습을 평균 12~15분 정도 반복해서 수행한다.

스텝8: 적어도 하루에 한 번 연습한다.

중요한 점 유전적 효과를 거두기 위해서는 위 1단계의 연습을 최소 8주 동안 매일 연습해야 한다. 또한 연구에서 밝혀진 바대로 최대한의 유전적 효과를 거두기 위해서는 수 년간의 연습이 필요하다.

2단계: 시각화

시각화하는 방법을 이용하는 것으로 머릿속으로 상상하는 방법을 이용해본다. 질병에서 자유로워진 평화로운 상태 등을 그려 봄으로써 치료에 대한 기대, 믿음, 기억 등을 떠올려보는 것이다. 이 시각화는 1단계가 끝난 직후 바로 시행하거나 마음이 가장 열려 있고 새로운 것을 받아들일 준비가 되어 있는 상태에서 시작한다. 이 두 번째 단계를 수행하는 데에는 보통 8분에서 10분 정도의 시간이 소요된다.

1단계와 2단계를 모두 완료하는 데에는 매번 20~25분 정도가 걸린다.

치매박사 박주홍의 매일매일 실천하는 [3R 평생 '영뇌' 치매예방법]

채우자(Refill)! 풀자(Release)! 휴식하자(Relax)!

(1) 아침(채우자)

아침밥과 뇌 건강에 좋은 영뇌차, 약차주스(영뇌차주스, 강황주스)를 마신다. 아침밥은 탄수화물이 포도당으로 바뀌는 데 8시간이 걸리지만, 약차와 주스의 형태는 3~4시간 만에 포도당으로 전환되어 오전에 뇌의 집중력이 좋아진다.

〈영뇌차〉

영뇌차를 만드는 법은 다음과 같다. 3ℓ의 물(생수)에 강황 10g, 천마 20g을 넣고 1시간 정도를 불린다. 그 다음에는 불에 올려서 이것을 끓인다. 끓기 시작하면 중불에서 2시간 정도 놔 둔다. 이후 1시간 정도 그대로 식혀서 체에 면보자기를 대고 걸러내면 영뇌차가 된다.

냉장고에 보관해 두었다가 입맛에 따라 유자청을 1티스푼 정도 넣어서 1회에 100㎖씩 매일 2~3회 정도 시원하게 해서 먹거나 따뜻하게 데워서 마시면 치매, 중풍 등 뇌 질환에 도움이 된다. 영뇌차는 보이지 않는 영혼과 보이는 뇌를 모두 건강하게 한다는 의미를 담고 있다.

〈영뇌차 주스〉

영뇌차 물을 견과류와 함께 갈아서 영뇌차주스로 복용하면 역시 뇌 건강에 도움이 된다. 영뇌차 주스를 만드는 방법은 다음과 같다.

강황과 천마를 끓인 약차물(영뇌차) 1.5ℓ에 호두 120g, 잣 50g, 아몬드 70g의 비율로 견과류를 넣고 유자청 150g, 소금 2g을 넣어 믹서기에 갈아 만들면 1.5ℓ 정도의 뇌 건강 주스인 영뇌차 주스가 된다. 이렇게 견과류가 들어간 영뇌차 주스를 만들 때 강황과 천마를 끓인 영뇌차를 기본 물로 활용하는 것은 기본 재료들의 뇌로 가는 작용을 강화하고, 견과류의 흡수를 돕기 때문이다. 주스는 냉장 보관해 두고 복용하면 된다. 치매 환자와 중풍 환자들은 한 번에 200cc씩, 하루에 3번 정도 식후에 복용하면 좋다. 치매와 중풍 예방 차원에서는 하루에 2~3회 식후 복용토록 한다.

(2) 점심(풀자)

뇌 건강 지압법(혈행을 좋게 하는 지압법인 해피 버튼을 눌러라!) : 스트레스를 남겨두지 말고 그때그때 풀자.
Happy Buttons(사죽공혈, 예풍혈 경혈지압법)

(3) 저녁(휴식하자)

뇌 건강 명상치료법(하버드대의대 흠싸 명상치료법) : 온종일 지친 뇌에 휴식을 주자.

〈영뇌명상치료법〉

① 하루 25분 명상법(하버드대의대 명상치료법 CD)
② 벤슨-헨리 명상치료법 프로토콜

chapter 2

치매를 예방하고 치료하는
영뇌 음식(식생활)

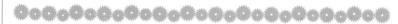

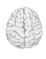 치매 예방 및 치료의 식생활습관 중에서 가장 중요한 원칙은 평소에 모든 음식을 골고루 섭취해서 몸 안에 부족한 영양소가 없도록 하는 것이다. 영양소가 부족하게 되면 뇌의 활동에 중요한 역할을 하는 효소들을 충분하게 만들지 못하기 때문이다.

치매의 예방과 치료는 올바른 명상치료법과 식생활습관으로부터 시작해서 올바른 생활습관, 올바른 운동법으로 마무리된다. 한의학에서는 예로부터 '의식동원醫食同源'이라고 해서 질병의 예방과 치료에 있어서 의료의 행위와 음식을 먹는 것을 같은 뿌리라고 보았다. 이 의식동원의 사상을 토대로 이제마 선생의 사상체질의학도 탄생했다고 볼 수 있다. 고대 서양의학에서도 히포크라테스는 "음식을 당신의 의사 또는 약으로 삼으라. 음식으로 고치지 못하는 병은 의사도 고칠 수 없다."라고 하여 올바른 식생활의 중요성을 강조하였다.

1. 음식이 곧 약이라고 생각하라

의식동원을 말로는 잘하는데, 그것을 실천하는 사람은 극히 드물다. 치매, 중풍, 당뇨병 등 성인병에 걸리면 처음에는 음식을 가려서 먹고 식습관도 바꾸려고 많은 노력을 한다. 하지만 병이 오랫동안 낫지 않고 아무리 잘 가려 먹어도 빨리 회복되지 않는 경우에는 올바른 식습관도 쉽사리 포기하는 경향이 있다. 치매라는 병도 만성적인 경과를 밟기 때문에 치료와 회복 과정에서 많이 지치게 되고 매너리즘에 빠지기 쉽다. 하지만 우리가 매일, 1년 365일 동안 먹지 않고서는 살 수가 없으며 더구나 환자들은 정상인들보다도 먹는 것을 더 신경 써야 회복을 할 수 있다. 특히 치매와 중풍의 경우 의학적인 약물 처방만으로는 회복되기가 힘들다. 반드시 체질에 맞고 영양이 균형 잡힌 적절한 식습관이 몸 속에 배어 있어야만 병을 털고 일어날 수 있다. 필자는 실제로 치매 환자를 치료할 때 치매 치료 약물처방만 내리지는 않는다. 반드시 약물처방 외에 환자 본인에게 맞는 명상치료법 처방, 사상체질 식단처방, 생활습관 처방, 운동처방을 같이 내려 드린다. 그리고 치매 치료 처방과 함께 명상치료법, 사상체질 식습관, 생활습관, 운동법 처방을 잘 따라오시는 환자들의 치료 예후가 그렇지 않은 경우보다도 훨씬 좋다. 치매 치료의 경우도 환자 개개인의 사상체질에 따라 그 약물치료처방, 명상치료법 처방, 음식처방, 생활습관처방, 운동처방이 달라지는 것이 한의학적인 치매 치료의 중요한 원리이다.

치매 환자들은 우리 몸의 구성 성분인 '기혈음양氣血陰陽' 중에서 '기허氣虛'의 경우가 대부분이므로 태음인, 소음인, 태양인, 소양인 식단 등으로 전문적이고 체계적으로 몸을 보할 수 있는 보양식 처방을 해야 한다. 먹는 것 하나하나, 평소의 생활습관 하나하나, 운동법 등이 모여서 몸 안의 자가치유능력을 만들어가는 것이다. 이러한 자가치유능력이 극대화되면 치매의 회복도 빨라질 수 있다.

치매를 예방하고 치료하는 식생활습관 중에서 가장 중요한 원칙은 평소에 모든 음식을 골고루 섭취해서 몸 안에 부족한 영양소가 없도록 하는 것이다. 왜냐하면 영양소가 부족하게 되면 뇌의 활동에 중요한 역할을 하는 효소들을 충분하게 만들지 못하기 때문이다. 뇌의 건강을 유지하고 치매와 같은 뇌 질환을 예방하기 위한 식습관 중에 매우 중요한 것은 음식을 과식하지 않고 적절하게 소식하는 것이다. 최근에 이루어진 연구결과에 의하면 섭취하는 음식의 칼로리를 40% 줄였을 때 기억력은 28% 증가하는 것으로 나타났다. 또한 치매의 원인으로 알려진 도파민, 세로토닌 등의 신경전달물질의 파괴가 최고 48%까지 감소하였다. 이와 같이 우리가 평소에 과식하지 않고 소식하는 습관을 잘 지키는 것만으로도 기억력을 향상시키는 것은 물론 치매 예방에도 큰 도움이 됨을 알 수 있다.

2. 치매의 예방과 치료를 위한 올바른 식생활 원칙

치매의 예방과 치료를 위한 식생활 원칙 중에서 꼭 지켜야 할 내용들을 정리하면 다음과 같은 7가지로 요약할 수 있다. 이상의 식생활 원칙을 치매 환자가 있는 가정에서 잘 지키면 회복에 많은 도움을 받을 수 있을 것이다.

(1) 혈관을 깨끗하게 하는 항산화 작용을 하는 '폴리페놀'이 많이 들어 있는 식품인 차, 포도, 포도주, 올리브유, 코코아, 견과류, 과일, 야채 등을 섭취한다. 또한 혈액순환에 도움을 주는 '다가多價 불포화지방산'이 다량 함유된 식품인 등 푸른 생선이나 옥수수, 콩, 해바라기 씨, 호박 등을 섭취한다.

거듭 말하지만 치매의 치료에서 의학적 치료가 25%, 본인의 명상치료법, 식생활, 생활습관, 운동법의 교정을 통한 자가치유능력의 향상이 75%이다. 그래서 필자는 환자와 보호자에게 치료와 동시에 이행해야할 숙제를 많이 내준다. 즉, 영혼적 뇌를 건강하게 하기 위한 명상치료법 처방과 환자의 사상체질에 따른 적합한 음식, 생활습관, 운동법에 대한 처방이다. 이 내용들을 책과 브로슈어에 표시를 해 주면서 꼭 실천할 것을 약속 받는다. 그 숙제를 잘 이행하면 치매 치료에 있어서 본인이 해야 할 자가치유능력의 75%가 더 든든하게 지원을 해 주게 되므로 치료와 회복에 실제로 많은 도움이 된다.

예를 들면 견과류를 드시라고 하면 어떻게 얼마나 먹어야 하는지 모르는 경우가 대부분이다. 하지만 "호두는 7~9개, 땅콩은 25알 이하, 잣은 10알 이하…" 이렇게 구체적으로 알려 드리면 대부분 잘 실천하신다.

치매전문지인 「알츠하이머병 저널Journal of Alzheimer's Disease」2009년 12월호에 실린 연구결과를 살펴보면, 특정 식품에 함유된 항산화 물질인 '폴리페놀'과 '다가 불포화지방산'이 새로운 신경세포를 만드는 뇌의 줄기세포 생성을 촉진한다는 결과가 나왔다.

폴리페놀 (차, 포도, 포도주, 올리브유, 코코아, 견과류, 과일, 채소)	→ 생성촉진	뇌의 줄기세포	→ 만듦	새로운 뇌 신경세포
불포화지방산 (등 푸른 생선, 옥수수, 콩, 해바 라기 씨, 호박)				

(2) 단백질을 골고루 섭취한다

단백질은 혈관을 젊게 유지하도록 하여 뇌세포를 활성화하기 위해 필수적인 영양소다. 치매 예방을 위해서 동물성 단백질과 함께 콩류, 쌀, 매실 등의 식물성 단백질도 골고루 섭취하도록 한다.

(3) 비타민을 충분히 섭취한다

비타민 B2가 풍부한 호도, 땅콩, 잣 등의 견과류, 흰 콩 등의 콩류와 비타민 B1이 많이 들어 있는 현미를 먹는다. 이것들은 기억력의 감퇴를 예방하고 뇌의 대사를 원활하게 해 준다. 혈관을 젊게 유지하는 효과가 있는 비타민 E가 많이 함유된 식품인 고등어, 꽁치, 대구알젓, 뱀장어, 식물성유, 콩, 참기름 등도 즐겨 먹도록 한다. 또한 녹차에 들어 있는 비타민 C는 혈액 내의 콜레스테롤의 수치를 떨어뜨리는 역할을 한다.

(4) 레시틴lecithin이 들어 있는 음식을 먹는다

'레시틴'은 뇌의 활동을 유지하게 하는 신경전달물질神經傳達物質, Neurotransmitter, 신경 세포에서 분비되는 신호 물질의 원료가 된다. 계란 노른자, 소의 간, 흰 콩, 푸른 콩 등에 많이 들어 있다.

(5) 혈전을 막아주는 식품을 먹는다

꽁치, 전갱이, 정어리에는 DHA와 EPA가 많이 들어 있다. 이들 성분은 혈액 속의 콜레스테롤 수치를 떨어뜨리고 혈액순환을 방해하는 물질인 혈전의 발생을 억제해 준다. 혈전血栓, thrombus은 혈관을 막고 혈액순환을 방해하는 핏덩어리인 '피떡'을 말하는데 이러한 혈전은 혈관 벽에 달라붙어서 혈액순환을 방해하기 때문에 혈관성 치매, 중풍 등의 원인

이 된다. 양파도 혈전 방지 식품으로 크게 도움이 되니 생으로 즐겨 먹도록 하자.

(6) 저지방 우유, 요구르트 등을 먹어서 충분한 칼슘을 섭취한다

칼슘은 불안을 진정시키며 뇌의 흥분을 억제하는 작용을 한다. 우유를 매일 2회 정도 마시고 멸치, 생선, 해조류, 콩류 등 칼슘이 풍부한 음식을 충분히 먹도록 한다.

(7) 음식을 싱겁게 먹는 습관을 들인다

평소에 싱겁게 먹는 것이 혈관성 치매, 중풍, 고혈압의 예방에 매우 중요하기에 집에서나 밖에서나 음식을 싱겁게 먹는 습관을 들이는 것이 좋다. 한국인의 염분 섭취량은 서양인의 2배 정도이므로 적어도 지금 먹는 음식보다 훨씬 싱겁게 먹겠다는 생각을 하는 것이 치매의 예방과 치료에 도움이 된다.

3. 하버드대학교 의과대학이 추천하는 뇌 건강 식단

환자들에게 건강 식단을 따르라고 하면 대부분의 환자들이 그런 얘기들을 이미 예전부터 많이 들어봤다는 시큰둥한 반응을 보인다. 하지만 어떤 음식이 어떤 이유로 뇌에 좋으며 어떤 음식이 뇌에 해로운지를 구

체적으로 설명해 드리면 환자들은 보다 더 관심을 가지게 된다.

하버드대학교 의과대학에서 추천하는 뇌와 관련한 건강식단의 핵심은 정제하지 않은 곡물과 더불어 충분한 양의 과일과 채소를 먹는 것이다. 또한 생선과 견과류로부터 건강에 도움이 되는 지방을 섭취하는 것이니 앞선 올바른 식생활 원칙과 대동소이하다. 이런 음식들은 콜레스테롤 수치를 적절하게 유지되도록 하며, 동맥 혈관을 깨끗하게 하는데 도움을 주며, 혈관성 질환과 중풍의 위험을 줄여준다. 과일과 채소는 다른 방식으로 도움이 되는데 바로 복합 비타민 B와 신체 전반에 걸쳐서 노화와 관련된 악화를 막아주는 영양소인 항산화제의 좋은 공급원이기 때문이다. 비타민 B는 정제하지 않은 곡물류, 쌀, 견과류, 우유, 계란, 육류, 생선에서도 역시 발견된다.[7]

〈뇌와 관련된 음식들(Brain Foods)〉[8]

- **먹어야 할 음식**
  과일, 채소, 정제하지 않은 곡물류, 견과류와 생선의 섭취를 늘려라. 이러한 음식들은 심장병, 중풍과 당뇨병의 발생 위험을 줄여줄 수 있다.

- **피해야 할 음식**
  붉은 색깔의 고기, 전유(whole milk)와 전유로 만든 다른 유제품, 그리고 가공 및 포장 식품의 섭취를 최소화한다. 이런 음식들은 고콜레스테롤혈증(hypercholesterolemia), 심장병, 그리고 중풍의 발생 위험을 높인다.

---

7) Aaron P. Nelson, Susan Gilbert, The Harvard Medical School guide to achieving optimal memory(New York: McGraw-Hill, 2005), 157-158.
8) Aaron P. Nelson, Susan Gilbert, The Harvard Medical School guide to achieving optimal memory(New York: McGraw-Hill, 2005), 158.

어떤 음식들은 뇌를 약화시키는 질병들을 예방하는데 도움을 줌으로써 기억력을 보호할 수 있는 반면에, 다른 음식들은 그러한 질병들이 생기도록 촉진함으로써 기억력에 해를 끼칠 수 있다.

4. 치매의 예방과 치료에 도움이 되는 한방약차

일상생활 속에서 치매를 예방하고 치료하는 데 많은 도움을 주는 한방 약차를 소개하려고 한다.

(1) 영뇌차靈腦茶

포털 사이트에서 '영뇌차'를 키워드로 치면 방송에 나가서 소개했을 당시의 열기를 지금도 느낄 수 있을 정도로 반응이 뜨겁다는 것을 새삼 느낀다. KBS [아침뉴스타임]과 MBN [엄지의 제왕] 등은 물론 각종 방송과 신문, 잡지에 출연하면서 여러 번에 걸쳐서 이 간단하고도 효과적인 방법을 여러 번 소개했다.

필자가 영뇌차를 만들게 된 계기는 100세를 사는 시대에 치매가 가장 문제가 심각한 질병이라고 생각을 했기 때문이다. 한국인들의 늘어나는 육식 위주의 식생활습관으로 인해 고혈압, 뇌경색과 같은 혈관성 질환이 늘어날수록 치매의 발생률이 늘어나게 된다. 그런데 이런 치매 예방에

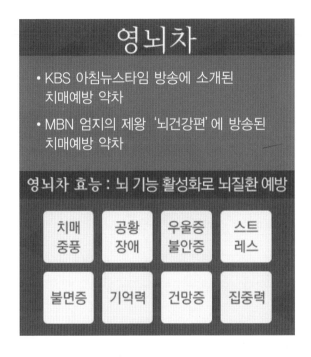

영뇌차

- KBS 아침뉴스타임 방송에 소개된 치매예방 약차
- MBN 엄지의 제왕 '뇌건강편'에 방송된 치매예방 약차

영뇌차 효능 : 뇌 기능 활성화로 뇌질환 예방

| 치매 중풍 | 공황 장애 | 우울증 불안증 | 스트 레스 |
| 불면증 | 기억력 | 건망증 | 집중력 |

강황과 천마가 아주 효과적이다. 그래서 강황과 천마를 약차 또는 주스의 형태로 먹기 좋도록 하여 섭취하면 치매 예방에 도움이 되지 않을까 하는 고민을 거듭하면서 보다 간편하게 복용하는 방법을 연구한 것이다.

흔히 강황은 치매의 명약, 천마는 하늘이 내린 중풍 치료제로 한의학에서 알려져 있다. 카레의 원료인 강황은 인도에서 수천 년 동안 애용했던 식품으로 항암, 항염증, 항산화 작용을 하는 식품이다. 카레를 즐겨 먹는 인도는 세계에서 치매 발생률이 가장 낮은 국가로 알려져 있다. 노인성치매 발생률이 미국의 1/4에 불과할 뿐만 아니라 65세 이상 치매 발병률이 한국은 10%인데 인도는 단 1%에 불과하다.

영뇌차는 치매의 예방과 회복에 도움이 되는 이런 강황의 커큐민 성분이 몸에 빨리 흡수되도록 만들었다. 한의학에서는 강황의 작용을 뇌 쪽으로 끌고 가기 위한 인경引經 약재로 천마를 사용한 것이다. 강황과 천마를 1대2의 비율로 끓인 후 유자청을 소량 첨가해서 약차 형태로 복용하면 강황의 뇌 흡수가 더욱 빨라진다.

"몸에 좋은 건 나부터"라고, 필자 역시도 매일 뇌 건강을 위해 영뇌차와 영뇌차 주스를 마시고 있다.

〈만드는 방법과 복용법〉

생수 3ℓ에 강황 10g, 천마 20g을 넣고 1시간 정도 불린다. 이를 불에 올린 뒤 끓기 시작하면 중불에서 2시간 정도 더 끓여준다. 이후 1시간 동안 그대로 식혀서 체에 면 보자기를 대고 걸러내면 영뇌차가 된다. 이를 냉장고에 보관했다가 기호에 따라 유자청을 1 티스푼 정도 넣어서 1회에 100㎖씩 매일 2~3회 따뜻하게 데워서 마시거나 시원하게 마신다. 치매 또는 중풍 환자들은 이를 매일 3회 정도 복용하면 회복에 도움이 된다. 병원에 오시는 분들을 위해서 항상 준비해 두고 있기도 하다.

또한 영뇌차를 견과류와 함께 갈아서 '영뇌차 주스'로 복용할 수도 있다. 앞에 말한 대로 만든 영뇌차 1.5ℓ에 호두 120g + 잣 50g + 아몬드 70g 등 견과류를 넣고 유자청 150g, 소금 2g을 넣어 믹서기에 갈면 끝이다. 이렇게 마시면 영뇌차 기본 재료의 작용이 강화되고, 견과류의 흡수가 촉진된다. 주스는 냉장 보관해 두고 복용하면 된다. 치매 또는 중풍 환자들은 한 번에 200㎖씩 하루에 3번 정도 식후에 복용하면 좋다.

(2) 목향오약차

목향오약차는 한의학에서 이기약理氣藥, 인체 내의 기의 흐름을 원활하게 해 주는 약물에 해당되는 목향과 오약을 사용한다. 인체 내의 기혈의 흐름을 원활하게 하여 뇌로 가는 혈류량을 늘리고, 뇌신경의 노화를 막아 치매를 예방하고 치료하는 데 도움이 된다.

〈만드는 방법과 복용법〉

깨끗한 물 1ℓ에 목향木香 10g, 오약烏藥 10g, 생강 5g, 대추 10개 정도를 넣고 약한 불로 1시간 정도 끓여 아침, 저녁으로 100㎖씩 복용한다. 6개월 정도 꾸준하게 복용한 후 3개월 정도 휴식하는 것을 반복한다.

(3) 백복신-솔잎차

이 약차는 심心의 기능을 보강하여 경계驚悸, 놀람, 황홀, 건망, 화냄 등의 감정들을 잘 진정시키는 효능이 있는 백복신과 솔잎을 끓인 차다. 백복신과 솔잎을 끓여서 꾸준하게 복용하면 한의학에서 치매의 원인으로 알려진 병리적인 체액 성분인 담음痰飲이 머리 쪽의 경락에 쌓인 것을 없애주는 효과가 있어 치매의 예방과 치료에 도움이 된다. 솔잎은 어르신들의 치매 예방과 치료에 도움이 되는데 그 이유는 솔잎의 상쾌한 향을 내는 '피톤치드phytoncide'가 뇌신경을 안정시키는 효과가 있기 때문이다. 또한 솔잎은 고혈압과 동맥경화를 방지하는 효능도 갖고 있다.

〈만드는 방법과 복용법〉

깨끗한 물 1ℓ에 백복신 10g, 솔잎 50g, 감초 4g, 대추 10개 정도를 넣고 약한 불로 2~3시간 정도 끓이면 되는데, 아침, 저녁으로 100㎖씩 복용한다. 한방 약차는 이렇게 6개월 정도 꾸준하게 복용한 후 3개월 정도 휴식하는 것을 반복한다.

chapter 3

치매를 예방하고 치료하는 영뇌 습관
(긍정적인 생활습관)

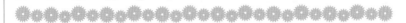

 만병의 근원은 부정적인 사고방식에 있다. 복합적인 스트레스는 사람들의 마음과 몸을 공격한다. 그렇게 되면 뇌에서 스트레스 호르몬이 나오고 이것은 기억의 회로를 닫아 대뇌의 활성도를 떨어뜨려 결국 기억력이 저하되어 치매의 위험도를 증가시킨다. 이런 이유로 인해 요즘은 젊은이들의 치매도 증가하고 있다.

1. 부정적인 생각을 버려라

우리가 잘 알고 있듯이 모든 병은 스트레스에서 비롯된다. 치매라는 병 역시 스트레스가 누적되어 쌓이고 쌓여서 뇌 기능이 떨어지는 것이 오래되어 생기는 병이다. 흔히들 "긍정적인 생각이 병을 물리친다."는 말을 한다. 하지만 긍정적인 생각을 하려고 해도 그 구체적인 방법을 모르거나 지금 당장 행복하지 않는데 기분 좋은 것처럼 행동하기가 어려운 것이 또한 현실이다. 그래서 긍정적인 생각을 해야 한다는 것을 너무나 잘 알면서도 보통 사람들은 긍정적인 생각을 하는 대신에 지금 당장의 현실적 상황 때문에 부정적인 생각에 빠지게 된다. 이렇게 부정적인 생각에 계속 빠지게 되면 부정적인 사고방식이 형성되어 스트레스가 생기고, 이것이 나중에 몸 안에 쌓여서 여러 가지 다양한 질병들을 일으킨다. 결국 스트레스는 결과이며 부정적인 사고방식은 그 원인인 셈이다. 따라서 만병의 근원은 부정적인 사고방식에 있다고 볼 수 있다. 현대의 경쟁사회에서는 복합적인 스트레스가 급증하여 사람들의 마음과 몸을 공격한다. 그렇게 되면 뇌에서 스트레스 호르몬이 나오게 되고 이것은 기억의 회로를 닫아 대뇌의 활성도를 떨어뜨린다. 이렇게 되면 기억력이 저하되어 치매의 위험도를 증가시킨다. 이런 이유로 인해 요즘에는 어르신들뿐만 젊은이들의 치매가 증가하고 있다. 스트레스가 적절하게 해소되지 않고 몸에 쌓이게 되면 집중력을 높이는 뇌파인 알파파가 부족해져서 대뇌활성도가 떨어져서 기억력이 저하되고 우울증이 생기며, 이것이 치매로 발전할 수 있다.

> **부정적인 생각 → 부정적인 사고방식 → 스트레스 →
> 질병 → 부정적인 생각의 악 순환**

> **긍정적인 생각 → 긍정적인 사고방식 → 면역호르몬 →
> 건강 → 긍정적인 생각의 선 순환**

흔히 '단장斷腸'이라고 창자가 끊어진다는 뜻으로 슬픔을 표현하곤 한다. 과거 중국 동진東晋의 군주 환온桓溫이 촉蜀을 정벌하기 위해 여러 척의 군선에 군사를 싣고 양자강을 거슬러 올라갔을 때 배에 탄 한 병사가 벼랑 아래로 늘어진 덩굴줄기에 매달려 장난치고 있는 새끼 원숭이 한 마리를 포획해서 데려가자 어미 원숭이가 큰 소리로 슬피 울면서 배가 가는 방향을 따라 며칠 동안 수백 리를 쫓아왔고 마침내 배가 어느 강기슭에 닿았을 때, 어미 원숭이는 앞뒤 가리지 않고 배에 펄쩍 뛰어올랐으나 곧 죽어 버렸다. 그래서 혹시나 하는 생각에 어미 원숭이의 배를 갈라 보았더니, 너무나 애통한 슬픔을 못 견뎌 창자가 도막도막 끊어져 있었다는 것에서 나온 고사다. 자식을 잃을까 봐 수백 리를 따라오면서 겪었을 스트레스를 상상이나 할 수 있을까?

우리가 스트레스를 받고 부정적인 생각과 근심 걱정을 많이 하게 되면 뇌 기능이 심각하게 떨어지게 된다. 또한 스트레스 호르몬이 많이 나와서 마음과 몸을 긴장하게 만들고 뇌의 기억의 회로를 닫아서 기억력 역시 떨어지게 된다. 이처럼 부정적인 생각을 하게 되면 그쪽으로 계속 몰입되고 빨려들게 되어 마치 늪에서 헤어 나오지 못하는 상황까지 맞을 수 있다. 이렇게 되면 마음과 몸의 건강을 지켜줄 수 있는 완벽한 생각을 할 수 없어서 치매와 같이 심신心身에 모두 병이 생긴 경우에 회복이 힘들어진다. 그러면 치매 환자와 가족들이 어떻게 하면 완벽한 생각을 할 수 있으며 또 이를 통해 어떻게 건강을 지킬 수 있는지가 궁금해진다. 그 방법은 다음과 같이 요약할 수 있다.

1) 병은 조화로운 생각이 깃든 몸에서는 살아남지 못한다고 한다. 따라서 평소에 "나는 완벽하다. 내게는 완벽함만 보인다."라고 선언하고 그렇게 생각한다.

2) 노화에 관한 믿음은 모두 마음에서 비롯되므로 노화한다는 생각을 의식에서 지워버린다.

3) 완벽하게 건강한 상태, 영원한 젊음, 완벽한 신체를 마음속으로 그림을 그린다. 완벽함을 지속적으로 생각하면 가능한 일이다.

4) 병에 걸려 있더라도 "기분이 정말 좋다. 아주 좋다."라고 자주 말하고 실제로도 그렇게 느낀다.

5) 병에 걸렸을 때 부정적인 경과에 집중하지 말고 건강하게 회복되는 모습에 집중하라.

6) 부정적인 생각을 한다는 것은 몸에 독성 물질을 집어넣은 것과 같다. 따라서 항상 행복한 생각을 하라. 우리의 생각에 의해 우리의 몸은 계속해서 재창조된다.

7) 내 몸속에 행복감을 느끼게 해주는 '행복버튼'이 있다고 생각하고

계속 이 버튼을 눌러보자.

8) 내 몸으로부터 생리적 스트레스를 제거하여 내 몸의 자연치유력이
몸을 스스로 치유하도록 한다.

2. 긍정적인 생각의 힘은 강력하다

흔히 '일체유심조一切唯心造, 『화엄경華嚴經』의 핵심 사상을 이루는 말로 "세상사 모든 일은 마음먹기에 달려있다."는 뜻' 라는 말들을 많이 한다. 그러나 가족 중의 한 명이 치매라는 무서운 병에 걸리게 되면 그 순간부터 이 훌륭한 어구는 까마득하게 잊어버리게 된다. 그리고 온갖 부정적인 미래에 일어나지도 않은 일들을 만들어내고 또 그 때문에 미리 걱정하고 고민하고 스트레스를 만들어 낸다.

나는 평소에 일체유심조一切唯心造라는 말을 중요하게 생각하고 있는데 이는 곧 마음이 이 세계를 창조하는 주체임을 강조하는 것이며 다분히 의학적으로도 큰 의미가 있는 말이다. 원효 스님과 해골바가지 속의 물에 대한 일화처럼 똑같은 물인데도 불구하고 모르고 마셨을 때는 감로수甘露水가 되었으나, 나중에 이것이 썩은 물인 줄 알고 나니 속이 뒤틀렸다는 것인데 이것이 바로 마음의 힘이 아닐까. 환자들 중에서도 자신을 치료하는 의사의 말을 진심으로 믿고 따르는 사람은 치료 효과가 훨씬 좋은 반면, 의사의 말을 반신반의하면서 여차하면 다른 병원으로 '병

원 쇼핑'을 하는 사람들은 치료 효과가 훨씬 떨어진다. 병도 궁극적으로는 환자 자신의 마음으로 고치는 것이며 의사들은 그 최소한의 역할을 할 뿐이라는 것을 필자는 강조하고 싶다. 이런 의미에서 어르신들이 늘 20대처럼 생각하고 행동하는 것은 몸에서 면역력을 향상시키는 엔도르핀 등 긍정적인 호르몬의 분비를 촉진시켜 돈 안 들이고도 건강해져서 결국은 건강수명을 증진시키는 효과를 가져 올 것이다.

　나는 "사람은 자신이 생각한 대로 된다."라는 저술가이자 국제적 연사인 모리스 굿맨의 이야기를 존중하고 싶으며 이것을 건강의 문제에도 잘 적용시켰으면 한다. 우리가 스트레스를 받고 부정적인 생각과 근심걱정으로 인해서 마음과 몸의 건강을 지켜줄 수 있는 완벽한 생각을 할 수 없게 되면 치매에 걸릴 확률이 높아진다. 이와 같이 치매라는 병은 심신心身에 모두 병이 생긴 경우이다. 치매라는 병은 확실히 마음으로 몸을 다스리는 병이다. 따라서 그 치료에 있어서 마음의 힘이 매우 중요하다. 치매 치료에 있어서 심신의학心身醫學적 접근이 필요한 이유가 바로 여기에 있다. 때로는 간절한 기도가 치매뿐만 아니라 다른 질환을 앓고 계신 분들에게 희망을 주는 경우도 있다. 정말 다른 방법이 없고 의료인과 가족들이 더 이상 해줄 방법이 없어서 고통스러울 때는 절대자를 향해 기도를 드리는 것도 희망을 이야기할 수 있는 마지막 방법 중의 하나가 아닌가 싶다. 기도를 통한 긍정의 에너지가 우주라는 기지국을 통해 환자의 영혼과 마음에 전달된다는 것이다. 또한 이렇게 되지 않는 다는 보장도 없기 때문이다.

론다 번의 『시크릿Secret』이라는 책의 내용을 보면 긍정적인 에너지는 우주라는 기지국을 통해 인간에게 상호 전달된다고 한다. 필자는 "건강 을 되찾고 싶다면 나을 수 없다는 부정적인 생각을 바꿔서 항상 긍정적 인 주파수와 채널로 바꿔라."라고 치매로 고생하시는 환자와 그 가족들 에게 꼭 제안 드리고 싶다. 이와 같이 때로는 치매 환자가 회복되라고 환자와 가족들이 자신이 믿는 절대자에게 간절하게 기도를 드리는 것도 생각해볼 일이다. 절대자를 향해 회복시켜 달라는 간절한 기도를 드리 는 것은 치매 환자와 그 환자를 지켜보는 가족들 모두에게 기대 이상의 정신적 위안이 될 수 있다. 이 정신적 위안은 우리 몸의 자율신경계를 안정시켜 몸에 유익한 호르몬의 분비를 촉진시킬 수 있기 때문이다.

3. 활발한 인간관계 조절도 전략이다

치매에 걸린 환자들은 대부분 실망감이 커서 평소에 알고 지내던 지 인들과 연락을 끊고 만남을 회피하게 된다. 그러나 이것은 치료를 위해 서 바람직하지 않다. 오히려 이런 때일수록 활발한 인간관계를 가지는 것이 좋다. 왜냐하면 병에 걸리게 되면 우리의 몸과 마음이 모두 위축되 어서 고립되는 경향이 있기 때문이다. 두 가지 유형의 예를 들 수 있다.

A라는 사람은 비록 치매가 오긴 했지만 항상 웃고 늘 성격이 밝다. 병원에 치료받으러 올 때도 항상 긍정적으로 웃고 의료인들과도 친하게 지낸다. 이번 기회에 열심히 살아오면서 못 만났던 친구들도 자주 만나고 아름다운 산과 들에도 가끔 간다.

반면에 B라는 사람은 집에서 항상 가족들에게 짜증만 내고 병원도 가족들이 한바탕 설득을 하고 나서야 마지못해서 간다. 약을 복용할 때나 식사를 할 때나 늘 화난 사람처럼 행동한다. 당연히 친구들도 만나지 않게 되고 밖으로 나가서 아름다운 자연을 감상하지도 않는다. 이런 경우 어느 사람이 더 빨리 회복될지는 이 책을 읽는 독자들께서 더 잘 알 것이다. 어쩌면 뻔한 논리일 수도 있다.

실제로 치료를 해보면 A유형의 사람들이 훨씬 회복이 빠르다. 이와 같이 치매 환자들의 경우도 치매가 매우 중증이 아닌 경우에는 활발한 인간관계 조절이 병의 회복에 매우 중요하다. 환자라고 해서 인간관계를 소홀히 하면 점점 정상적인 대인관계에서 멀어지게 된다. 따라서 대뇌의 활성도가 자꾸 떨어지게 되므로 원활한 뇌 기능을 위해 분비되는 뇌 신경전달물질의 분비도 감소하게 된다. 이렇게 되면 치매의 회복도 느려지게 되고 나중에 우울증과 함께 중풍뇌졸중도 올 수 있으므로 각별한 주의를 할 필요가 있다.

4. 마음의 탈출구를 많이 만들자

모든 일은 마음먹기에 달려있다는 말을 모르는 사람은 아마 없을 것이다. 그러나 실제로 의학적인 관점에서도 마음을 잘 다스리고 젊은 사고를 하면 우리의 몸도 그렇게 인식하여 젊게 된다는 것이 일반적인 견해이다. 당연히 치매의 치료에도 많은 도움이 된다. 마음을 잘 다스린다는 것은 쉬운 것 같으면서도 사실은 매우 어려운 일이다. 그야말로 인생에 있어서 득도得道의 경지에 이르지 않고서는 감히 다가갈 수 없는 일일 수도 있다. 그러나 여기서 마음을 잘 다스리라는 것은 어떤 수행을 하라는 것은 아니고 우리의 건강수명을 증진하기 위해 불필요한 과거의 집착 등으로 인해 유해한 스트레스 호르몬이 분비되어 몸이 고장 나는 피해를 최소화시키자는 의미이다.

마음을 잘 다스리는 방법 중의 하나는 과거를 잊고 젊은 마음으로 미래를 향해 사는 일이다. 일반적으로 어르신들께서는 매사에 신중하고 사려가 깊으며 간혹 지나치게 과거에 집착해서 소극적인 생활을 하시는 분들이 많다. 또한 체면 등으로 인해 화를 내지 않고 참으며 슬퍼하는 것도 속으로만 슬퍼하시는 경향이 있다. 즉, 자신의 감정을 드러내어 표현하지 못하시는 경우가 많다. 그러나 우리가 진정으로 삶의 질을 향상시키고 건강하게 오래 살려면 이러한 고정관념에서 벗어날 필요가 있다. 의학적으로는 자신의 감정 표현에 충실할수록 심장병 등의 발생률이 떨어진다고 본다. 곧 희로애락의 감정 표현을 있는 그대로 충실히 표현하면서 사는 것이 마음을 젊게 해주며 건강에는 더 이롭다는 이야기이다.

그리고 간혹 어르신 중에는 건강염려증이 의심될 정도로 지나치게 건강에 집착하시는 분들이 있는데 지나치게 건강에 집착하여 약물치료 등에 의존하는 것 역시 건강에는 해롭다. 인간의 병은 좋은 약을 통해서 예방되고 치료되는 의학적 측면만 있는 것은 아니며, 환자의 긍정적인 마음 상태를 통한 의지력과 우리 몸의 본래 건강한 상태로 되돌아가려는 자연 치유력이 더 질병의 예방과 치료에 도움을 주는 경우가 많다. 건강하게 오래 살려는 긍정적인 마음의 자세가 자칫 건강에 대한 지나친 집착을 낳는다면 이는 건강에 도움이 되지 않는다. 돈과 권력에의 집착이 나쁜 결과를 가져오듯이 건강에 대한 지나친 염려와 집착은 몸에 해로운 측면이 더 많다. 따라서 건강하게 살기 위해서 가장 중요한 것은 너무 지나치지도 모자라지도 않은 마음의 '중용中庸'을 되찾는 일일 것이다. 따라서 나이가 들수록 마음을 더 젊게 먹고 사는 것이 중요하다.

필자의 생각으로는 마음이라는 것은 그 형체가 있는 것이 아니므로 마음의 나이가 있다고 보지는 않는다. 마음의 나이는 모두 우리 자신이 만드는 것이다. 실제 내 나이가 60대라고 할 때 내가 60대라고 마음가짐을 가지면 몸과 마음의 나이는 60대가 되는 것이고, 실제 나이는 60

대이지만 내가 20대라고 마음가짐을 가지면 몸과 마음의 나이는 20대가 되는 것이다. 마음에는 나이가 든다고 하여 주름살이 생기는 것도 아니고 흰머리가 나는 것도 아니다. 또한 마음을 젊게 하기 위해 무슨 약을 먹어야 한다든지 아니면 어떤 좋은 음식을 섭취해야 하는 돈이 드는 일도 전혀 없다. 이 얼마나 돈 안 드는 경제적인 건강증진 방법인가? 우리가 마음먹기에 따라 마음의 나이는 조절 가능하므로 20대의 젊은 마음가짐으로 매사에 임하면 우리의 몸도 그 마음에 맞추어 적응이 되므로 젊어질 수 있다. 이렇게 되면 우리 몸의 자연치유력이 면역력을 증강시켜 치매와 같은 질병에 대한 저항력도 강화되어 건강수명이 늘어날 수 있다.

5. 스트레스를 승화시켜 이용하라

한때 월드컵, 강남스타일로 대한민국이 떠들썩했던 적이 있다. 아니, 전 세계적으로 난리였다. 이 현상은 역설적으로 그만큼 현대 사회에서 사람들은 스트레스의 탈출구를 찾기 위해 혈안이 되어 있다는 뜻이다. 강남스타일은 울체된 화병을 잠시나마 날려 버릴 수 있는 강한 중독성을 가진 일종의 '엔도르핀'과도 같은 존재이다. 우리가 스트레스를 받으면 면역력이 감소하여 체내에서 암세포를 죽이는 능력이 감소한다는 것은 이미 주지의 사실이다. 이와 같이 스트레스는 쌓아 두지 말고 적절하게 풀어주어야 우리 몸에 해를 끼치지 않는다. 스트레스를 쌓아두게 되면 인체의 긴장 상태를 유지하는 '교감신경'이 항진되어 아드레날린, 노르아드레날린, 코르티솔cortisol 등의 스트레스 호르몬이 분비되어 우리의 몸을 해치게 된다. 이렇게 해로운 스트레스를 적절하게 풀어야 인체를 편안한 휴식상태로 빠지게 하는 '부교감신경'의 세력이 적절하게 유지되어 우리 몸에서 엔도르핀 등 인체에 유익한 호르몬이 분비되어 우리의 몸은 더욱 건강해지게 된다. 이렇게 되면 건강수명이 늘어나게 된다. 일상생활을 함에 있어 항상 긍정적인 마음 자세PMA, Positive Mental Attitude로 모든 일에 임해야 하는 이유는 이러한 스트레스를 해소하고 더 나아가 건강을 더욱 증진시키기 위해서이다. 요즘에는 조금 더 나아가서 초超 긍정주의로 살아야 한다는 주장도 있다. 이렇게 초 긍정주의로 살아가게 되면 우리의 일들은 더 잘 풀릴 수 있으며 건강도 더욱 좋아지게 되므로 가능하면 힘든 상황에서도 늘 웃고 일부러라도 긍정적인 생각을 하는 것이 모든 면에서 유리하다.

필자 역시 살아가다 스트레스를 받을 때에는 항상 호사다마好事多魔, 좋은 일에는 탈도 많다는 의미라는 말을 생각하며 긍정적으로 모든 일을 임하려고 노력한다. 사람이 스트레스를 받던지 화를 내게 되면 부신수질副腎髓質, adrenal medulla에서 노르아드레날린noradrenalin, 강한 혈압상승 역할을 하는 신경전달물질이 분비된다. 이 노르아드레날린은 스트레스 호르몬의 일종으로 대단히 극렬한 독성이 있다. 『뇌내혁명』의 저자 하루야마 시게오에 의하면 이 물질은 자연계에 존재하는 독으로는 뱀독 다음으로 그 독성이 강하다고 하니 그 해로움을 짐작할 만하다. 반면에 베타 엔도르핀β-endorphin은 뇌에서 분비하는 호르몬 가운데 가장 긍정적인 효력을 나타내는 물질이다. 이 호르몬은 면역력을 높여 주는 효과가 뛰어나다.

우리가 알고 있는 모르핀은 일종의 마약으로 독성이 있지만 β-endorphin과 같은 뇌내 모르핀은 독성이 없다. 그러나 그 효력은 마약 모르핀의 5~6배나 된다고 하니 스트레스를 쌓아두지 말고 잘 승화시켜서 β-endorphin과 같은 뇌내 모르핀이 우리 몸에서 많이 생성되도록 하는 것이 치매 등 성인병의 예방과 치료를 위해서도 많은 도움이 된다.

한방 의료기관에서 치료받는 침針, acupuncture의 진통, 마취효과도 이 β-endorphin으로 설명된다. 따라서 동양의학은 '기분 좋게 만드는 의학'이라고 비유되기도 한다. 뇌에서 유익한 호르몬을 분비하도록 유도하여 인체 내의 저항력과 면역력을 키워 병에 걸리지 않도록지미병(治未病) 노력하는 것이 동양의학의 기본 정신이다.

6. 웃음은 최고의 치료제이다

흔히들 웃음이 명약이라는 말들을 자주 하곤 한다. 실제로 웃음이 최고의 치료제인 것이 사실이다. 하지만 정작 그 치료제가 필요한 순간,

가족 중 누군가가 치매라는 병에 걸리게 되면 온 가족들의 웃음은 지구상에서 일순간 사라진다. 물론 이 상황에서도 웃는다면 아마도 정신병자 취급을 받을 수도 있다. 하지만 항상 어려운 상황일수록 환자와 가족들에게 큰 용기를 불어넣어 주고 희망을 주는 것은 역시 웃음이다. 필자가 치료한 한 환자의 경우도 초기이긴 하지만 알츠하이머성 치매에 걸려서 다른 병원에서 치료법이 없고 더 나빠지지 않으면 다행이라는 말을 듣고 오셔서 매우 낙담한 경우가 있었다.

게다가 이 환자는 평소 오랜 기간 동안 우울증으로 고생해 오셨던 분이었다. 그러나 나는 환자와 가족에게 절대로 완전한 의미의 치매가 아니라고 생각하라고 이야기했고, 또 이미 그 병이 다 나았다고 믿으라고 조언했다. 다행히 그분은 성격이 좀 낙천적이고 나의 말에 순응적인 환자였으며, 무엇을 이야기하면 차분하게 잘 따르는 편이었다. 나는 치매에 대한 환자맞춤형한방약물처방, 침구치료두침[頭鍼]치료 등, 한방물리요법, 향기치료, 심부온열치료, 한방메디컬스파치료, 이완반응치료명상치료법, 요가, 기공 등, 복식호흡치료, 음향치료 등 내가 할 수 있는 모든 치료를 최선의 노력으로 해 드리면서도 이 치료들에만 의존하지 말고, 날마다 "나는 다 나았다. 내 몸에 치매라는 병은 전혀 없다."라고 믿으라고 강하게 말씀드렸다. 그리고 병에 대해서 다른 생각은 하지 말고 오로지 TV 프로그램만을 보라고 이야기했다. 오로지 웃고, 또 웃고 웃으라고만

했다. 치료를 받은 후 6개월 정도 지난 후에 보호자에게 물어보니 환자분이 용케도 의사가 처방한 내용대로 잘 지켜서 오로지 웃고 또 웃었으며, 재미있는 개그프로그램이나 따뜻하고 화목한 내용의 해피엔딩 영화만 보았다고 했다. 특히 시트콤 형태의 드라마를 많이 보셨다고 했다. 검진을 해 보니 호전되기 어렵다던 치매 증상이 많이 호전되었으며, 정상 노화와 치매의 중간단계인 경도인지장애의 경증에 해당되는 증상들이 일부 남아 있었다. 그리고 우울증은 거의 호전되었다. 실제로 해외에서도 즐거움을 자극하며 음악치료 등 다양한 방법으로 감성을 자극하여 치매증상이 호전된 연구사례들이 나타나고 있다.[9]

이와 같이 우리는 감사하기가 치유에 미치는 힘, 믿음이 성취에 미치는 힘, 웃음과 기쁨이 질병을 녹여 없애는 힘에 대해 진지하게 생각해볼 필요가 있다. 실제로 최근에 외국에서는 치매 치료에 있어서 '웃음'을 치료방법 중에 하나로 집어넣는 병원들이 많다. 이처럼 웃음은 최고의 치료제임이 분명하다.

---

9) Lise Gagnon, Nathalie Gosselin, Véeronique Provencher, Nathalie Bier, Perception and Emotional Judgments of Music in Dementia of the Alzheimer Type: A Short Case Study, Music Perception: An Interdisciplinary Journal, Vol. 29, No. 5 [June 2012], pp. 509–519.

chapter 4

치매를 예방하고 치료하는 영뇌 운동법

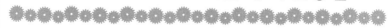

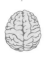뇌는 뇌혈관을 통해서 산소와 포도당을 공급받는다. 그래서 80대 어르신이 운동을 열심히 해서 좋은 뇌혈관을 유지하면 스트레스만 받고 운동하지 않는 20대가 막힌 뇌혈관으로 공급받는 산소와 포도당량보다 더 많은 에너지원을 공급받게 되고, 따라서 매일 운동하는 80대의 뇌가 골골대는 20대의 뇌보다 더 건강할 수도 있다.

뇌도 근육처럼 강하게 키울 수가 있다. 그런데, '생각하는 뇌' 보다 '운동하는 뇌' 가 더 건강하다는 사실을 아는가? 우리 몸의 에너지 효율을 내기 위해선 30분 이상의 연속적인 운동이 필요한데, 예를 들어 1시간 30분 정도 걷기 운동을 하게 되면 뇌 건강에 엄청난 도움이 된다. 최고 심박 수를 유지하면서 1시간 30분 동안 운동을 할 경우 뇌 속 미세한 혈관까지 산소가 공급되기 때문이다. 극단적으로 "운동하는 80대의 어르신이 운동을 하지 않는 20대 젊은이보다 더 건강하다."는 말이 있을 정도이다.

필자는 매년 마라톤을 취미로 뛰고 있는데 최근에 실제로 마라톤 풀 코스 42.195km를 완주한 적이 있다. 그런데 거의 모든 사람들이 완주를 포기한다는 30km 지점에서 필자는 깜짝 놀란 적이 있다. 많은 젊은 사람들이 완주를 포기하고 회송 차량에 올라타는 순간에 90세의 어르신과 88세의 어르신 두 분이 뒤에서 나를 나란히 추월하는 광경이었다. 그 뿐만이 아니었다. 대부분의 젊은 사람들이 뛰지 못하고 걷고 있었는데 두 분은 고개를 숙이고 허리를 구부린 채로 걷지 않고 계속 달리고 계셨다. 나도 힘들게 걷다가 뛰다가를 반복하다 보니 두 분의 모습을 그 이후 시야에서 놓쳤는데 아마도 난 두 분이 회송차 또는 앰뷸런스에 실려 가셨으리라 생각했다. 그런데 내가 결승점에 완주했을 때 다른 구경하는 사람들에게 물어보았더니 그 두 분은 이미 나보다도 30~40분 전에 먼저 골인을 하셨다는 이야기였다. 90에, 88세 미수米壽의 나이에 20대의 젊은 사람들도 하기 힘든 마라톤 완주를 하신 것이다. 이처럼 나이는 숫자에 불과한 것이다.

뇌는 뇌혈관을 통해서 산소와 포도당을 공급받는다. 이 뇌의 매커니즘에는 변함이 없다. 그래서 80대 어르신이 운동을 열심히 해서 좋은 뇌혈관을 유지하면 스트레스만 받고 운동하지 않는 20대가 막힌 뇌혈관으로 공급받는 산소와 포도당량보다 더 많은 에너지원을 공급받게 된다. 따라서 매일 운동하는 80대 어르신의 뇌가 더 건강할 수도 있는 것이다.

1. 걷는 것이 치매의 예방과 치료에 큰 도움이 된다

등산과 같은 걷기 운동은 근력을 강화할 뿐만 아니라 심신지기心身之氣를 모두 기를 수 있으며 따라서 정신과 육체 건강에 모두 도움이 된다. 특히 발은 '제2의 심장'이라고 불리는데 한의학적으로 보면 발에는 인체의 주요 경락과 경혈이 대부분 지나간다. 따라서 빠른 걸음으로 걷는 것은 경락과 경혈의 원활한 소통을 통해 뇌로 가는 자극과 기혈의 공급을 강화시켜 주므로 노화를 방지하고 치매의 예방과 치료에 도움이 된다.

한의학에서는 전신의 경락과 경혈이 잘 소통되지 않고 막히게 되면 통증을 일으키고 질병을 발생시킨다고 본다. 이것을 '통즉불통通則不痛 불통즉통不通則痛'이라고 한다. 치매라는 질병은 발에서부터 뇌로까지 분포된 경락과 경혈을 통한 기혈의 순환 장애로 인해 발생한다. 따라서 평소에 걷기 운동을 통해 전신의 경락과 경혈의 소통이 잘되게 생활하면 치매와 같은 무서운 병도 예방할 수 있다. 걷기 운동을 하게 되면 자연스럽게 늘 자연을 가까이하게 된다. 고대 서양 의학자들이 자연과 인체의 구성 성분으로 이해했던 '지수화풍地水火風'과 하나가 될 수 있어서 우리의 몸은 자연 친화력을 가지게 된다. 걷기를 생활화하면 이와 같은 이유로 복잡한 마음이 안정되고 편안해진다. 서양의학에서 의사를 피지션physician으로 표현하는데 이것 역시 '자연自然'을 가리키는 그리스

어인 '피지스physis'에서 유래하였다고 한다. 이처럼 자연과 인간과의 관계는 서로 떨어질 수 없는 밀접한 관계이다.

2. 손쉬운 운동이라도 꾸준하게 실천한다

걷기운동과 함께 유연성 강화, 유산소작용, 근력 강화를 동시에 손쉽게 할 수 있는 운동으로 108배, 맨손체조, 줄넘기 운동을 예로 들 수 있다. 이 운동들은 유연성 강화운동, 유산소운동, 근력 강화운동 세 가지 요소가 골고루 섞여 있으면서 좁은 공간에서 언제든 실시할 수 있다는 장점이 있다. 특히 몸과 마음의 건강을 골고루 향상시키는 장점이 있어서 치매의 예방과 치료에 꼭 권하고 싶다. 더욱 더 중요한 것은 이것을 아는 데서 그치는 것이 아니라 일상생활 속에서 꾸준하게 실천하는 것이다. 사람들은 운동이라는 것을 너무 거창하게 생각하는 경향이 있다. 운동을 하기로 결심할 때까지 때로는 비장한 각오까지 하는 사람들도 있다. 하지만 운동 역시 놀이로 생각하고 즐겁고 기꺼이 했을 때 건강에 좋은 효과를 거둘 수 있다. 그리고 언제 어디서든 별다른 기구 없이도 바로 할 수 있는 운동들이 더 치매의 예방과 치료에 도움이 된다. 그 이유는 기구를 통하지 않고 내 몸의 감각기관인 손과 발을 통해서 직접 뇌에 자극을 줄 수 있기 때문이다.

3. 하버드대학교 의과대학이 추천하는 '두뇌 운동법'

심장병을 예방하고 치료하기 위해서는 심장과 혈관을 건강하게 유지하기 위한 심혈관계의 운동이 필요하듯이 치매를 예방하고 치료하기 위해서는 적절한 두뇌 운동이 필요하다. 두뇌는 음식을 먹은 후에 혈관계를 통해서 전달되는 에너지와 영양소에 크게 의존하기 때문에 심혈관계 질환의 예방에 좋은 운동과 생활습관들은 뇌의 건강을 지키는 데도 역시 도움이 된다. 두뇌의 기능과 조건을 최적으로 유지하기 위해서는 최적의 기억력에 도달하는 명상치료법, 식생활, 생활습관과 함께 올바른 두뇌 운동이 꼭 필요하다. 다음의 내용들은 하버드대학교 의과대학이 추천하는 두뇌운동Brain Fitness을 요약한 글이다.[10]

일주일에 적어도 4일 이상, 매일 30분에서 45분 동안 심혈관계 또는 유산소 운동을 하라. 유산소운동을 하는 것이 '뇌의 건강'과 '피질 가소성cortical plasticity', 그리고 뇌가 새로운 신경세포뇌세포를 만들고 신경세포 사이의 더 새롭고 더 촘촘한 연결망을 만들어 기억력을 향상시키는 '뇌의 능력capacity of brain'에 도움을 준다는 증거들이 점점 늘어나고 있다.

10) Aaron P. Nelson, Susan Gilbert, The Harvard Medical School guide to achieving optimal memory(New York: McGraw-Hill, 2005), xix-xx.

끊임없이 새로운 것을 배우라

새로운 기술, 새로운 스포츠, 새로운 취미, 개인적 연구 관심사의 새로운 영역 등 끊임없이 새로운 것을 배운다. "이용하지 않으면 잃는다 Use it or lose it."는 관념은 두뇌에 절대적으로 적용된다. 나이에 상관없이 새로운 활동과 배움에 적극적으로 대처하려는 자세가 중요하다. 어떤 것을 배우는 것이 더 좋다는 보고는 없다. 중요한 것은 무언가를 목표로 정하고 정신적으로 도전하고 육체적으로 시도해 보는 것 자체라고 할 것이다.

TV 시청과 같은 수동적인 활동은 최소화하라

비록 TV를 시청하는 것이 정신 활동의 한 형태로 생각할 수도 있지만 연구 결과에 의하면 TV 시청을 상대적으로 많이 하는 사람들이 신체적으로도, 인지 건강도 떨어진다.

의미 있는 삶을 지속하라

이것은 두뇌 건강을 최적화하는 데 있어서 가장 중요하지만 공헌도를 가장 인정받지 못하는 요소들 중 하나이기도 하다. 당신의 삶을 소중하게 만드는 것이 무엇인지를 찾아라. 그것은 가족이나 친구, 어떤 목표의 추구, 심지어 어떤 생각이나 믿음에 대한 헌신이든 어떤 것이라도 상관

없다. 그 실체는 인생의 시점에 따라 변화가 있겠지만, 꾸준하게 인생에서 소중한 것을 찾으려는 노력을 유지하는 감각은 계속될 수 있다.

잠을 푹 자라

필요한 수면량은 사람에 따라서 그리고 연령대에 따라 다르지만 대부분의 사람들에게 숙면이란 약 8시간 정도의 수면을 의미한다. 과거 몇 년 동안의 흥미 있는 연구 결과들을 보면, 충분한 양질의 수면이 뇌가 새롭게 배운 것을 통합하게 하는 데 중요한 도움을 준다고 하는데 이것은 장기적인 기억에 대단히 중요한 요소이다. 좋은 수면이라는 것은 충분하게 회복시켜 주는 수면을 말한다. 만약에 수면의 양이나 질에 있어서 문제를 갖고 있다면 의사에게 상담을 받는다.

chapter 5

치매를 예방하고 치료하는
다양한 영뇌 치료법

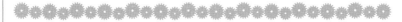

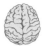 어린 시절 젓가락질을 제대로 하게 하려고 부모님이 콩자반 같은 음식을 하나
씩 젓가락으로 집도록 한 기억이 있을 것이다. 이처럼 습두요법은 손의 미세한
집중력을 키우도록 하여 치매 회복에 도움을 주도록 하는 치료법이다.

1. 치매의 음악적 치료

수천 년 전의 한의학의 고전인 『황제내경黃帝內經』을 보면 자연, 음악
과 인체의 장부가 서로 연관이 있다고 설명하고 있는데 "하늘에는 오음
五音이 있고, 사람에게는 오장五臟이 있다. 하늘에는 육율六律이 있고, 사
람에게는 육부六腑가 있다. 이처럼 사람과 하늘은 서로 상응한다."라는
부분이 바로 그것이다. 음악은 사람의 기분에 긍정적인 효과를 주는데
특히 리듬과 선율을 통해서 이러한 작용을 나타내게 된다.

빠른 음악은 빠른 음악대로, 느린 음악은 느린 음악대로 알게 모르게

사람의 감정을 고조시키고 정신을 안정시키고 용기와 자신감을 키우는 작용이 있다. 마음과 몸을 이완시켜서 피로와 스트레스를 해소하는 작용도 있다. 마음 전체를 깨끗한 물로 씻는 느낌의 평화로움도 안겨준다.

인간의 주요 감정인 칠정七情, 희노우사비공경喜怒憂思悲恐驚이 파동으로 온몸의 오장장부의 각 기관에 긍정적인 영향을 주게 되는 것이다.

2. 치매의 무도치료舞蹈治療

치매의 음악적 치료에서 한 단계 더 나아간 것이 춤을 통한 치매의 극복방법이다. 치매 환자들 중에는 우울증을 동반하는 경우가 대단히 많다. 위축된 몸과 마음은 밖으로 나가서 운동하려고 하질 않는다. 자연히 집에만 누워 있고 자극은 점점 더 부족해지고, 치매는 점점 더 악화된다. 이때 음악과 함께 손, 발, 입으로 흥얼거리면서 자극을 극대화시킬 수 있는 치료 방법이 바로 춤이다.

외국에서는 사교댄스로 거부감 없이 이용되고 있으며, 우리나라도 노년의 동호회 등을 통해 점점 더 확산되고 있다. 필자의 생각으로는 자연스럽게 대인관계도 맺어지고, 춤과 함께 대화를 나눌 수 있고 우울증에도 좋아서 치매의 예방과 회복에 너무 좋은 운동이자 치료법이라고 본다.

3. 치매의 미술적 치료

치매의 음악적 치료와 함께 최근에는 국제적으로 치매의 미술적 치료에 대한 많은 긍정적인 연구들이 나오고 있다. 대표적인 것이 서예와 회화치료이다. 이 두 행위는 하는 것 자체가 손의 자극을 통한 대뇌피질의 활성화를 촉진하여 뇌세포의 퇴화를 막아준다. 수많은 서예가들이 대부분 또렷한 정신으로 장수하였다는 사실에서도 서예가 치매 예방과 더불어 건강과 장수에도 도움이 되는 것을 알 수 있다.

회화치료는 직접 그리는 행위뿐만 아니라 그림을 감상하는 행위까지 포함된다. 환자가 아름답고 마음을 편안하게 해 주는 그림을 보게 되면 저절로 아픈 기색이나 잡념이 사라지고 뇌를 쉬게 해준다. 어떤 분들은 그림을 전문적으로 배워야 하는가 하고 질문을 하시기도 하는데, 어린 아이가 흰 도화지에 그림을 상상의 나래를 펴서 마음껏 그리듯 단순히 그린다는 것 자체만으로도 매일 매일 기분 좋은 느낌을 가질 수 있고 치매예방이나 회복에 도움이 된다.

4. 치매의 작업치료

누차 말하지만 치매가 왔다고 환자가 계속 침대에 누워 있게 되면 마음과 몸이 자극을 받을 일이 없어서 계속 지치고 더 나빠진다. 치매 환자의 보호자가 특히 주의해야 하는 것은 환자를 절대로 계속 눕혀 두어서는 안 된다는 점이다. 심지어 누워서 거동이 불편한 환자조차도 항상 휠체어에 태워서 하루에 2~3차례 휠체어를 타고라도 바깥 공기를 쐬고 활동을 병행해야만 뇌에 필요한 산소를 공급할 수 있어서 회복에 도움이 된다. 작업이라고 거창하게 말하지만 사실은 움직일 수 있을 때 소소한 것이라도 직접 몸과 마음을 써서 한다는 뜻이다. 대표적인 몇 가지만 소개하겠다.

습두치료拾豆治療는 땅에 떨어진 콩을 줍게 하여 두뇌의 집중력을 높이는 치료방법이다. 어린 시절 젓가락질을 제대로 하게 하려고 부모님이 콩자반 같은 음식을 하나씩 젓가락으로 집도록 한 기억이 있을 것이다. 이처럼 습두치료는 손의 미세한 집중력을 키우도록 하여 치매회복에 도움을 주도록 하는 치료법이다. 이 방법은 치매 환자 중에서도 특히 '환청증'으로 시달리는 분들에게 좋은 방법이다. 의학적으로 일부 치매 환자들에게 나타나는 환청이라는 증상은 객관적으로 소리가 없는데 환자는 본인 스스로 들린다고 착각하는 증상이다. 집중해서 콩을 줍다 보면 환청은 사라지고 눈과 손 그리고 두뇌의 상호 자극이 자연스럽게 이루어질 것이다.

노동작업치료는 우리가 집에서 일상적으로 할 수 있는 '가사노동'을 말한다. 대부분의 보호자들이 치매 환자에게 일상적인 가사노동조차 안 시키려고 하는 경우가 많고 환자 본인이 하고 싶어서 하는 것조차 절대로 못하게 말리는데 이것은 치매 환자의 회복을 위해서는 크게 잘못된 것이다. 힘들까 봐, 서툴러서, 다칠까 봐 말리다 보면 정말 아예 못하는 시간이 오고 만다. 못하게 말릴 것이 아니라 잘한다고 칭찬하면 환자는 하나라도 자신이 아직은 보탬이 된다고 생각해서 자신감과 자긍심이 생기고 환자라는 생각을 잊게 된다. 크게 어려운 일도 아니다. 청소, 요리_{불 다룰 때는 지켜볼 것}, 빨래, 바느질, 나무 심기, 쓰레기 분리수거 등은 모두 몸과 마음의 자극이 되고 과거 자신이 했던 행동을 기억하도록 해서 결국 치매의 예방과 치료에 많은 도움이 된다.

공예치료는 환자가 과거부터 했던 취미라면 서툴러져도 계속 하도록 하는 것이 좋다. 뜨개질, 자수 같은 것이 이에 해당한다. 흔히 손재주가 좋다는 사람들은 똑똑하다는 말과 일맥상통한다. 그것은 몸과 마음이 지속적으로 자극해서 움직이기 때문이다. 외국의 영화와 드라마를 보면 노인분들이 휠체어에 앉아서도 뜨개질하는 모습이 나온다. 공예치료는 치매 환자의 정신의 균형을 바로잡는 데 큰 역할을 할 수 있다.

독서치료는 말 그대로 책을 읽는 것이다. 독서는 마음을 편안하게 이완시키고 마음에 쌓인 울결鬱結을 풀어주어 건강을 회복하는 데 좋은 역할을 한다. 실제로 한의학에서는 "모든 정서적 울결은 마음으로부터 비롯된 것"이라고 본다. 환자가 관심을 가지고 편하게 접할 수 있는 좋은 책들을 골라서 주기적으로 보호자와 함께 독서를 하는 것은 치매를 극복하는데 많은 도움이 될 수 있다.

5. 치매의 오락치료

치매의 오락치료는 말 그대로 각종 오락 활동을 통해서 신체와 두뇌를 같이 자극해서 기억력과 인지기능을 강화시켜서 치매를 예방하고 극복하는데 도움을 주는 모든 활동을 일컫는 말이다. 마음과 몸의 '휴식이완반응'을 유발하도록 해서 도파민, 세로토닌과 같은 신경전달물질이 잘 분비되도록 하여 두뇌의 기억회로를 활짝 열어 주어 치매를 예방하고 극복하는 작용을 하는 것이 오락치료이다. 대표적으로 강가와 호수에서의 여유로운 낚시, 탁 트인 공간에 가서 시원스럽게 날리는 연날리기, 꽃, 관상수, 과수, 채소 등의 식물을 기르고 가꾸며 즐거움을 찾는 원예, 변화가 무쌍하고 아주 오묘하여 도끼자루 썩는 줄 모르고 집중하는 바둑이나 장기 등이 그것이다.

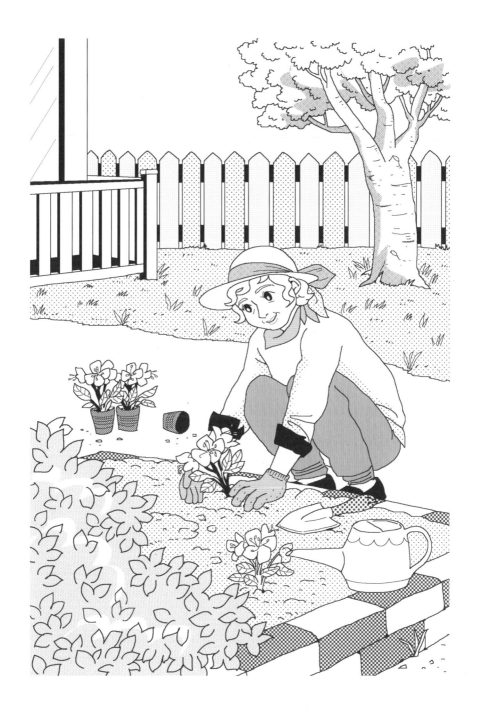

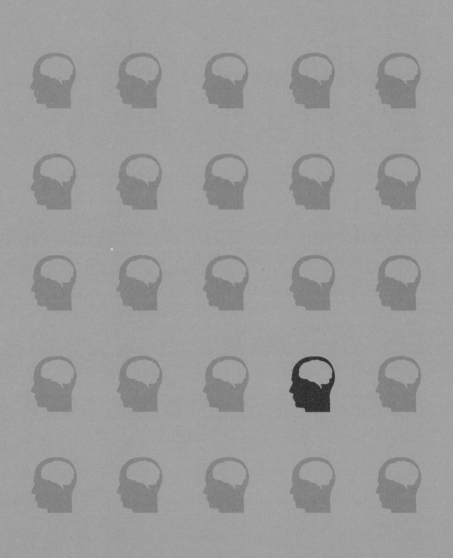

PART 4

치매치료 우수 극복사례

chapter 1

치매치료 우수 극복사례

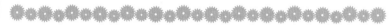

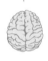 이제 치매는 보다 많이, 보다 먼저 공부하고 준비한 사람에게는 두려움 없는 병이 될 것이다. 그래서 지금까지 필자의 20여년 이상의 치매 임상사례와 치료 및 호전 상황에 대한 이야기를 담아 보았다. 참고하여 자신의 케이스에 해당하는 것을 찾아서 자신이라면 어떤 대응을 할 것인지 미리 준비해 보는 것도 상당한 도움이 될 것이다.

고학력 노인들의 친구, 외로움 그리고 치매

시골 마을 노인정에 가면 60대에서 90대 할머니, 할아버지까지 사이좋게 화투를 치고 같이 음식을 해먹고 정담을 나눈다. 여기서 60-70대는 아직 어리다. 이분들은 몸은 여기저기 아파도 정신은 맑다. 자식들을 자주 볼 수 없는 현대 사회에서 노인 공동체는 노인들의 유일한 휴식처이자 치료제이다. 그러나 도시의 노인들, 고학력 노인들은 일을 그만둠과 동시에 할 일이 없다. 그리고 외롭다. 외로움은 혼자 오지 않는다. 치매라는 친구를 동반한다.

184

75세의 청주에 사는 이순자 할머니는 당시 어르신들로는 아주 드물게 대학원까지 졸업하고 왕성한 사회활동을 하다가 정년퇴직을 한 후 손녀와 둘이 살고 있었다. 남편과는 외아들을 사이에 두고 이십 대의 나이에 이혼을 하고 홀로 아들 하나를 키워 왔다. 그리고 아들이 결혼을 한 후에는 아들 집 근처에 홀로 살았다. 그런데 성격상 자존심이 강하고 예민한 이순자 할머니는 성격이 급한 아들과 자주 다투기 때문에 한집에 살지 않고 아들 집 근처에 아파트를 얻어 홀로 살며 손주들을 봐주고 아들 집 드나드는 것을 취미로 삼았다. 특히 이순자 할머니가 정년퇴직을 한 후에는 아들 집에 매일 출근하다시피 하여 손자손녀들과 놀아주고 집 청소를 하고 집으로 오는 게 일상이 되었다. 그러나 아들이 결혼한 후 홀로 30년이 넘게 살면서 정신적으로 많이 외로워했고 정년퇴직을 한 후에는 더욱 외로움을 탔다. 아들 가족이 명절마다 큰 집으로 가면 홀로 손녀딸이 키우는 개를 돌보며 긴 명절을 아들 집에서 홀로 지냈다. 동물을 그렇게 싫어하던 할머니는 긴 명절을 늘 함께 보내는 개를 보살피고 어느덧 대화까지 나누며 의지하게 되었다.

　그런데 어느 날 할머니는 가스레인지 불을 켜놓고 찌개를 올려놓고 잊어버려서 집에 불이 날 뻔한 일이 생기고 이런 일들이 반복되기 시작했다. 식구들에 대한 걱정도 심해졌다. 가족들은 "어머니가 요즘 이 세상 걱정을 혼자 다 하시는 것 같아요. 식구들 걱정 좀 그만하셨으면 좋겠어요. 집안 살림, 건강, 손자들 취직부터 결혼까지 걱정만 계속하세요."

필자는 할머니에게 자율신경계를 안정시키는 약물치료처방을 하고 가족들에게 할머니의 공동체 생활 또는 가족과의 동거를 권유했다. 생활 속에서 할머니에게 자극을 주고 함께 대화할 수 있는 대상이 필요하다고 생각했기 때문이다. 그러나 자존심이 강하고 고학력 엘리트라는 생각을 가진 이순자 할머니는 동네 노인정이나 다니는 성당의 노인학교를 가자는 가족들의 권유를 매번 거절해 왔다. 또 아들과 성격이 맞지 않아 자주 다투기 때문에 결국 할머니가 걱정된 20대의 손녀딸이 키우던 개와 함께 할머니 집에 들어와 함께 살게 되었다. 30년 넘게 혼자 살던 게 익숙하던 할머니는 손녀딸이 함께 살게 되자 가족들도 안심하게 되었다. 혼자 살던 생활이 익숙했던 할머니는 처음에는 손녀딸과 마찰도 있었다. 손녀딸이 9시가 넘게 들어오면 나가서 기다리고 전기세 많이 나간다며 전기불을 10시면 못 켜도록 하는 등 손녀딸과의 다툼이 계속되었다. 그러나 시간이 지나면서 손녀딸과의 생활이 익숙해지고 하루종일 혼자 지내다 손녀딸이 오는 저녁시간만 기다리게 되었다. 주말에는 손녀딸과 개를 데리고 산책도 나가고 그 이후부터 할머니의 지나친 걱정과 가스불을 올려놓는 습관도 서서히 사라졌다. 치매 직전단계인 경도인지장애의 단계에서 가족과의 동거와 약물치료가 할머니의 증상을 사라지게 했다.

그로부터 7년 후 가족들은 이순자 할머니를 모시고 다시 병원에 왔다. 하루 전 새벽에 할머니가 경비실에 가서 경비아저씨에게 자기 집 화장실이 어디 있냐고 물어봤다는 것이다. 급히 치매 관련 검사를 한 결과 알츠하이머성 치매가 진행 중이라는 것을 알게 되었다. 할머니와 함께 동거 중인 손녀딸은 "지난달에 키우던 개 2마리 중 하나가 죽었어요. 할머니가 산책 데리고 나갔다가 잃어버리셨어요. 3일 동안 찾았는데 차에 치인 채로 발견됐어요. 그리고 지난주에는 할머니가 10층에 사시는 동네 할머니와 큰 말다툼이 있었어요. 아버지가 할머니에게 정원을 가꾸시라고 아파트 뒤편에 작은 화단을 만들어서 꽃과 나무를 심어주셨는데 10층에 사는 할머니가 아파트 뒤에 왜 혼자 꽃을 심어 놓느냐며 꽃을 다 뽑아버리셨어요. 우리 할머니가 10층 할머니와 싸우셨다면서 아주 분하다고 하셨어요. 충격을 받으셨는지 그날부터 말씀이 많이 줄어드시고 우울해 하셨어요."

이순자 할머니가 하는 유일한 소일거리이며 소중하게 가꿔온 화단이 망가진 것과 더이상 화단을 가꿀 수 없다는 것과 키우던 개의 죽음과 그것이 자신의 탓이라는 충격과 무기력함은 진행이 늦춰진 치매를 가속화시키는 계기가 되었다. 그 후 필자는 치매 회복에 도움이 되는 약물치료

처방과 함께 뇌를 활성화시키고 규칙적인 일거리를 통해 할머니의 손상 받은 자존감을 회복시키기 위해 할머니가 잘하는 일본어를 일정한 시간을 정해놓고 손녀에게 가르쳐줄 것과 할머니가 배우고 싶어 하는 컴퓨터를 손녀에게 가르쳐 줄 것을 권유했다. 또한 콜레스테롤이 적고 단백질이 풍부한 음식과 혈관을 맑게 해 주는 항산화작용이 많은 신선한 제철 과일과 채소를 많이 드시도록 음식 처방을 해 드리고, 하루 1시간씩 걷기와 스포츠센터에서 요가 또는 수중운동아쿠아로빅을 하시도록 처방했다.

그 이후 이순자 할머니는 매주 손녀에게 컴퓨터를 배우고 일본어 책을 사서 손녀에게 일본어를 가르쳐주고 있다. 운동은 일주일에 3번 요가를 다니고 있다. 치료 1년 후 할머니의 우울 증상은 많이 완화되었고 점점 생활의 활력을 찾아가고 있다. 여러 가지 치매 관련 검사에서 현재 알츠하이머성 치매가 초기 상태이지만 진행속도가 느리게 진행 중이다. 혹시 모를 상황을 대비하여 보호자들에게 할머니를 국가 치매환자명단에 등록을 해놓고 주소와 전화번호를 써서 손목에 팔찌를 채워드리게 했다. 이순자 할머니의 경우처럼 경도인지장애 단계에서 치매 초기단계로의 진행이 7년 동안 느리게 진행되는 것은 이와 같이 가족들의 관심과 사랑, 할머니 자신의 노력이 함께 이루어낸 결과라고 볼 수 있다.

자신이 아무것도 못하게 되었다는 무력감과 치매

79세의 김일국씨는 충청남도의 공무원 출신으로 7명의 아들딸을 두었으며 정년퇴직을 한 후 동갑인 부인과 고향에서 비교적 편안한 노후생활을 해오고 있었다. 그러던 어느 날 중풍뇌졸중으로 쓰러지게 되고 말이 어둔해지고 몸의 오른쪽에 마비가 오게 되었다. 그 이후 충남의 병원에서 치료를 받다가 서울 쪽의 병원으로 와서 치료를 받게 되고 서울의 재활병원에 장기간 입원하게 되었다. 그리고 근처에 사는 3명의 자식들이 돌아가며 병간호를 하게 되었다. 그러나 재활은 쉽게 되지 않고 결국 언어장애, 연하곤란과 함께 오른쪽 팔과 다리를 아예 못 쓰게 되었다. 몇 년 동안의 타향 생활이 계속되자 자식들은 서로 간병을 미루고 아내는 지치게 되었다. 이로 인해 김일국씨의 정신적 스트레스가 커지게 되고 이듬해 이상행동을 보여 가족들과 함께 필자의 병원을 찾아 왔다. 검사결과 중풍의 반복으로 인한 혈관성 치매와 우울증으로 인한 노인성 알츠하이머성 치매가 같이 온 혼합형 치매 초기 판정이 나왔다. 즉, 중풍으로 인한 혈관성 치매와 우울증으로 인한 알츠하이머성 치매의 초기 상태로 판단되었다.

평소 사람들과의 친화력이 좋고 사회활동도 왕성하게 하며 자존감이 높았던 김일국 할아버지는 자신이 앞으로 아무것도 못하게 되었다는 무력감과 다시 고향으로 갈 수 없다는 공포, 평생 효를 가장 중요하게 가르친 자식들의 무심함 그리고 유일하게 믿고 의지했던 아내가 홀로 고향으로 돌아가 버리는 것을 보며 깊은 우울감과 절망감에 빠지게 되었다. 이것은 결국 심한 우울증으로 발전하게 되었고 그로 인해 극심한 불면증까지 생겼다. 다음은 보호자의 말이다.

"밤에 잠을 통 안 주무세요. 재활운동도 안 하려고 하세요. 식사도 안 하려 하시고 억지로 하루 한 끼 드시면 잘 드시는 거예요. 몸무게가 무려 15kg이나 빠지셨어요. 어머니가 힘들어하셔서 고향에 가시도록 해 드리고 간병인을 붙여드렸는데 그 이후 인지기능의 저하로 간병인의 가슴을 무의식적으로 만지려고 하셨대요. 그리고 밤새도록 이를 갈아요. 수건을 이 사이에 물고 주무시게 해도 간병인들이 도저히 시끄러워서 잠을 잘 수가 없어서 계속 못하겠다고 하니 골치가 많이 아파요."

필자는 이 이야기를 다 들은 후 환자를 모시고 고향으로 돌아가시기를 권유했다. 왜냐하면 치매의 회복을 위해서는 환자의 정서적 안정이 가장 중요한데 아무래도 사랑하는 부인이 있고 친숙한 집에서 생활하여 심신의 안정을 되찾는 것이 무엇보다 필요하다고 판단했기 때문이다. 또한 치매와 중풍의 회복을 돕는 약물치료처방과 함께 우울증에 도움이 되고 식욕을 돋우며 에너지가 생기게 하는 음식 처방을 함께 해 드렸다.

그리고 가능하다면 집 근처의 주간보호센터의 이용을 권했다. 주간보호센터의 다양한 프로그램을 통해 할아버지가 낮 시간 동안 다양한 작업치료와 또래의 비슷한 할아버지, 할머니들과의 교류를 통해 뇌를 활성화시키고 우울증을 극복하도록 하고자 했기 때문이었다.

이렇게 말씀드린 후 약 1년여 정도가 지난 후에 필자의 병원으로 한 통의 전화가 걸려왔다. 김일국 할아버지의 보호자인 근처에 사는 딸이었다. 할아버지가 다행히도 서울에 있을 때보다 정서적으로 많이 안정되셨고 동네 사람들과 말도 곧잘 하시게 되었으며 무엇보다도 음식을 잘 드실 수 있어 좋다는 내용이었다. 이 일을 계기로 사람은 역시 자신이 좋아하고 지내기에 편안한 장소에서 사랑하는 사람들과 어울려 사는 것이 기계적인 의학적 치료보다도 더 중요하다는 것을 필자는 절실히 깨닫게 되었다.

알츠하이머성 치매와 혈관성 치매가 섞여서 오는 혼합형 치매

87세의 고령인 남자 환자께서 오셨다. 다른 병원에서 이미 알츠하이머성 치매 중기 진단을 받고 내원하셨다. 상세 검진을 해 보니 역시 동일한 결과가 나왔다. 특징적인 증상은 약 3년 전부터 기억력 저하가 시작되었으며 평소에 성격상 스트레스를 매우 많이 받아오셨다고 가족들이 전했다. 또한 약 한달 전부터는 새벽에 일어나셔서 혼자 옷을 입고 나가는 경우가 있어서 전 가족이 비상이 걸린 상태라고 했다.

　사실 이런 경우 매우 위험한 상황이 초래될 수 있다. 특히 겨울철에 가족들이 다 잠든 시간에 추운 날씨임에도 불구하고 혼자 배회하다가 길거리에서 객사하시는 치매 어르신들이 많다는 뉴스 보도도 있었기 때문이다. 이 어르신은 검진 결과 알츠하이머성 치매와 혈관성 치매가 같이 섞여서 오는 혼합형 치매 쪽에 더 가까웠다. 예전에 큰 수술을 여러 번 하시고 혈액의 응고로 인한 어혈혈전에 대한 치료를 제대로 안 받으셔서 뇌혈관 쪽으로의 혈액순환이 원활하지 못하여 나타나는 혈관성 치매의 증상도 일부 갖고 계셨다.

　치료는 도파민, 세로토닌과 같은 뇌 신경전달물질이 잘 분비되도록 하는 동시에 뇌혈관의 순환을 방해하는 어혈을 제거하는 환자맞춤형 한방약물치료를 위주로 명상치료법, 침구치료, 한방물리요법, 한방향기치료, 심부온열치료, 한방메디컬스파치료, 복식호흡 처방, 이완반응치료, 사상체질에 따른 음식처방, 사상체질에 따른 생활습관 처방, 사상체질에 따른 운동법 처방을 해 드렸다. 사실 명상치료법, 음식처방, 생활습관처방, 운동법 처방은 필자가 치매 치료에 있어서 매우 강조하는 부분이고 치료의 75% 정도를 차지하는 환자 몸에 숨어 있는 자가치유능력을 향상시키기 때문에 환자와 보호자에게 숙제로 내어 드리는 건데 이것을 잘 지키시는 분들은 치료 효과가 매우 좋은 편이다.

이 어르신께서는 성격이 긍정적인 편이고 또 이런 숙제들을 가족들과 함께 아주 잘 실행하시고 3개월마다 내가 체크할 때 좋은 점수를 받으셨다. 보통은 6~9개월 치료 후에 6개월 정도 경과를 지켜보는데 이 어르신의 경우는 3개월 치료 후에 치매 관련 증상들이 매우 많이 호전되셨고 새벽에 옷을 입고 나가시는 증상이 없어지셨다. 그리고 방향 감각도 좋아지셔서 이제는 목적지를 알고 움직이신다고 가족들이 흡족해하며 나에게 감사의 전화를 주셨다. 그리고 치료 전에는 소변 실금 증상도 있으셨는데 그 증상도 없어지셨다.

이 환자 케이스를 보면서 나는 치매 치료에 있어서 정형화된 의학적 치료법 이외의 환자와 가족들의 병을 이겨낼 수 있다는 확신과 긍정적인 마음가짐, 그리고 치매의 치료를 위해서 지켜야 할 평소의 명상치료법, 올바른 식습관, 생활습관, 운동법을 잘 실천하는 것이 얼마나 중요한가를 깨닫게 되었다.

두부손상으로 인한 알츠하이머성 치매

아버지의 폭력으로 인해 두부손상이 오래된 경우이다. 전남 목포에서 오신 분의 사례이다. 뜻밖에 이런 분들을 가끔 접할 수 있다. 가족 간의 폭력으로 치매까지 걸리는 경우도 있다. 이런 경우 분노 조절과 함께 자율신경계의 치료가 꼭 필요하다. 치매 치료에 있어서 심신의학적 접근법이 필요한 이유이다.

환자는 눈물을 보이며 아버지가 왜 그랬는지 지금도 이해할 수 없다는 말씀을 반복하셨다. 몇십 년을 같이 살아온 부인도 이번에 알츠하이머성 치매 진단을 받고 나서야 비로소 남편으로부터 그런 이야기를 들었다고 한다. 진작 알았더라면 더 남편을 이해해 줄 수 있었을 텐데 하며 매우 안타까운 눈물을 흘리셨다. 환자의 성격유형을 테스트했더니 성인군자형으로 나왔다. 평소에 스트레스가 있어도 이것을 잘 표현하지 않아서 일종의 억제형 화병으로 평생을 가슴에 담아두었던 것이다.

이 환자의 경우는 두부 손상력과 함께 스트레스를 잘 풀지 못하고 속으로 삭이는 과정에서 온 우울증이 치매의 원인이라고 볼 수 있다. 치료는 도인, 소목, 홍화 등의 약물 처방으로 두부의 어혈을 풀고 백복신, 용안육, 원지, 석창포 등의 약물 처방으로 자율신경계를 안정시키는 것이 급선무였다. 예를 들면 권투 선수 무하마드 알리의 알츠하이머병도 이런 케이스였다.

중풍과 함께 찾아온 혈관성 치매

중풍뇌졸중이 반복되어 생기는 병이 혈관성치매이다. 중풍 환자 P씨는 진료실로 들어오며 "원장님, 나 중풍 걸린 것만 해도 억울한데 요즘은 기억력조차 없어요. 이거 어떻게 된 것입니까?" 검진 결과 이 환자는 중풍의 반복으로 인한 전형적인 혈관성 치매에 해당하였다. 혈관성 치매의 경우에는 비교적 초기 단계에서는 알츠하이머성 치매보다 치료 경과가 좋으며, 이것을 치료하면서 중풍, 심장병 등 다른 혈관성 질환도 예방할 수 있는 장점도 있다.

P환자의 경우도 다행히 비교적 초기 단계의 혈관성 치매 증상을 보여 혈관성 치매에 해당하는 환자맞춤형 한방약물치료를 위주로 침구치료, 한방물리요법, 한방향기치료, 한방심부온열치료, 한방메디컬스파치료, 복식호흡 처방, 이완반응치료 등을 신속하게 실시했다. 또한 환자 몸에 숨어 있는 자가치유능력을 극대화하기 위해 인지기능을 끌어올리는 명상치료법, 사상체질에 따른 음식처방, 생활습관 처방, 운동법 처방 역시 세밀하게 해 드렸다.

치료를 시작한 지 9개월 정도가 지나자 혈관성 치매 증상뿐만 아니라 중풍뇌경색의 증상도 같이 호전되어 지금은 일상생활을 하는데 가졌던 불편함이 많이 없어졌다. 물론 이 케이스는 혈관성 치매와 중풍 모두 비교적 초기 단계에 오셨고 환자의 나이도 40대 후반으로 젊은 상태였다. 흔히들 치매라고 하면 나이가 많은 어르신들에게나 걸리는 병으로 생각하는 중·장년층들이 많다. 하지만 초로기 치매라 하여 65세 미만에서 치매에 걸리는 경우가 요즘 증가하고 있으며 혈관성 치매는 바로 이런 경우에 해당될 수 있다.

따라서 나이와 상관없이 누구에게나 치매는 걸릴 수 있으므로 비교적 젊은 나이인 40대부터 치매의 예방 수칙을 잘 지켜서 치매라는 병에 아예 걸리지 않도록 하는 것이 매우 중요하다. 이 혈관성 치매는 중풍과도 관련이 있고 또한 진행속도가 빠르기 때문에 주의해야 한다. 따라서 혈관성 치매는 그 직전 단계인 혈관성 경도인지장애 단계에서 조기발견하여 조기치료하는 것이 가장 중요하다.

우울증으로 인한 치매

치매의 중요한 원인 중에 하나로 우울증이 있다. 우울증은 잘 치료하면 90%까지 완치가 되는 질환인데도 불구하고 대부분의 어르신들이 사회적 역할의 감소로 인해 우울증에 시달리고 있다. 우울증은 65세 이상 어르신들의 10-20%가 몇 가지 증상은 가지고 있을 정도로 흔하며 이 중 약 절반 정도는 치료가 꼭 필요하다.

70세 정도의 여성 환자께서 우울증으로 고생하다가 최근에 급격한 기억력 저하로 내원하셨다. 겉으로 보기에는 매우 인자하고 안정된 모습의 표정을 하고 계셨지만 한 가지 특징적인 점은 의사와의 대화 중에도 의사의 얼굴을 보지 않고 초점 잃은 눈빛으로 진료실의 벽만 바라보고 있다는 것이었다. 필자의 질문에도 거의 대답이 없고 눈빛도 마주치지 않아서 이런 경우 문진을 하기가 쉽지 않다. 당연히 보호자와 많은 이야기를 나누게 되는데 이 환자께서는 우울증을 약 20년 가까이 앓아 오셨다고 했다.

우울증은 일상생활과 인지기능 등 여러 기능 장애를 초래한다. 또한 자살 등 극단적인 결과를 초래할 수도 있기 때문에 초발했을 때부터 적극적인 치료관리가 필요한 질병인데, 이 환자의 경우는 그러지 못한 케이스이다. 대부분의 노년기 우울증은 혈관성 위험인자와 관계되어 있다. 따라서 뇌혈관의 손상으로 인해 생기는 혈관성 우울증과 밀접한 관계가 있기 때문에 치료에 있어서도 역시 혈관성 위험인자를 없애는데 집중했다. 아울러 우울증과 치매를 이겨내는 데 도움이 되는 명상치료법, 식습관, 생활습관, 운동법 처방도 사상체질 진단의 결과에 따라 자세하게 보호자에게 일러 주었다. 그리고 보호자들에게 재미있고 웃기는 드라마, 개그 프로그램, 음악프로그램을 자주 틀어서 시청하시게끔 지시했다.

치료를 한 지 6개월쯤 되어서 환자가 병원에 다시 내원했는데 필자는 깜짝 놀랐다. 들어온 챠트를 검토하고 환자를 기다리면서 벽만 보고 들어오시는 모습만을 상상하며 환자를 쳐다보았다. 환자께서는 예상 밖으로 나의 눈을 정확하게 바라보며 환하게 웃으면서 들어왔다. 보호자들도 환한 표정으로 들어왔다.

알코올성 치매

어느 겨울철 눈이 내리던 날에 현재 76세이며 10여 년 전부터 매일 소주 2병을 드셔 오시던 남성 환자께서 기억력 저하로 가족들과 함께 내원하셨다. 가족들의 이야기에 의하면 이분은 술만 드시면 아내와 가족들에게 잔소리가 심하시고 설사도 자주 하셨다고 한다. 또한 술 드신 날은 어김없이 부부싸움을 동네가 떠나가도록 했다고 한다. 그래서 거의 매일 반복되는 부부싸움을 지켜보다 참지 못한 딸이 아버님을 모시고 내원하셨다.

가족들의 말에 의하면 술을 안 드실 때는 아버님은 매우 온순하고 젠틀한 분이었다고 한다. 그러나 술만 드시고 나면 고성을 지르고 폭력적으로 변하고 그 다음 날에는 횡설수설하는 경우가 많았다. 그리고 문제는 그 다음 날, 전날의 상황을 전혀 기억을 못 한다는 것이었다. 술은 간에만 나쁜 것이 아니다. 뇌에도 치명적이다. 과음은 치매 위험을 7배나 높이는 것으로 알려져 있다. 더구나 필름이 끊기는 것이 반복된다면, 알코올성 치매로 가는 급행열차를 탔다고 생각하고 빨리 열차에서 내릴 방법을 찾아야만 한다.

우선은 치매보다 그 원인이 되는 간 기능의 저하를 회복시키는 약물 치료 등이 필요했다. 아울러 금주 침도 치료 스케줄에 포함이 되었다. 그 후 6개월 정도쯤 치료 후에 경과를 보러 오셨는데 얼굴 안색이 간 기능이 저하된 검은 빛에서 거의 정상에 가깝게 회복되셨으며 가족들과도 대화도 많이 나누고 술도 거의 안 드신다고 했다. 또한 그 전날의 기억을 전혀 못 하는 증세도 많이 호전되었다고 한다.

사실 두 부부는 병원에 오기 전에는 이혼 위기에 처해 있었다. 하지만 간의 기능이 회복되어 술을 끊게 되고 그로 인해서 치매의 증상도 회복되었다. 따라서 부부 사이의 갈등도 줄어들어 요즘에는 사이가 너무 좋아 잉꼬부부라는 이야기도 듣고 있다고 한다. 정말로 뿌듯한 일이 아닐 수 없다.

전두측두치매

전두측두치매Frontotemporal Dementia, FTD란 뇌의 앞쪽인 전두엽뿐만 아니라 뇌의 측면인 측두엽도 침범하는 치매라는 의미에서 붙여진 이름이다. 알츠하이머성 치매는 측두엽과 뇌의 위쪽 부분인 두정엽에 먼저 손상이 오기 때문에 측두엽과 두정엽의 기능에 해당하는 기억장애, 언어장애, 방향감각 저하, 계산능력 저하가 먼저 증상으로 나타나고 그 이후에 전두엽으로 퍼지면서 성격 변화가 나중에 나타나는 것이 특징이다. 하지만 전두측두치매는 측두엽 중에서도 앞쪽 측두엽전두엽과 붙어 있는 측두엽이 손상되어 주요 증상이 전두엽 증상충동 억제를 못하고 판단력이 저하되는 증상으로 시작한다. 전두측두치매는 행동과 성격 변화로 시작하는 퇴행성 치매인데 의욕 감소, 기획 기능의 감소, 충동조절의 어려움과 같은 전두엽 증상들이 혼합되어 나타나는 것이 특징이다.

다른 병원에서 전두측두치매 진단을 받고 치료받다가 잘 호전되지 않아서 내원하신 40대 중반의 젊은 남자 환자가 있었다. 그는 직장에서 중요한 업무를 맡고 있었는데 최근 들어 정상적인 업무에 많은 차질을 빚었다. 또한 최근에는 직장 동료의 물건을 훔쳐오는 일도 있어서 직장에서 더 이상 일을 할 수 없는 상태에서 아내와 함께 내원하셨다. 그는 직장에서 휴직 상태에서도 집 근처의 남의 물건을 훔쳐 오기 시작했다. 주민들의 신고로 경찰서에도 몇 번 갔다가 왔다고 한다. 그의 아내는 아직 한창 일할 나이의 남편이 직장생활을 못 하고 그만두어야 하는 상황이 너무 안타깝고 이해하기 어렵다는 말을 계속했다. 충분히 이해할 수 있는 상황이었다. 하지만 나는 보호자인 아내에게 남편에게 1년 정도의 휴식을 주자고 제안했다. "앞으로 100세 이상 살지도 모르는 시대에 이번에 1년 정도 몸을 재정비해서 앞으로 50년 이상의 인생을 치매 같은 병 없이 건강하게 살 수 있는 하느님의 배려라고 생각하는 것은 어떨까요?"라고 말이다. 보호자께서도 나의 말에 흔쾌히 동의하고 1년 정도 병가를 내고 치료에 전념하기로 했다. 사실 치료를 시작한 지 6개월째까지는 증상의 호전이 별로 없어서 보호자는 많이 초조해 했다.

하지만 치료를 시작한 지 1년여 정도가 지난 어느 날 진료실로 아내

만 과일 바구니를 한 손에 들고 들어오셨다. 남편께서는 왜 같이 안 오
셨냐고 물어보았더니 한 달 전부터 직장에 복귀해서 같이 오지 못했다
는 이야기를 들었다. 물론 모든 전두측두치매가 지금처럼 좋아지지는
않는다. 이런 성공적인 치료 케이스는 비교적 초기에 발견해서 조기치
료가 된 경우이다. 하지만 가족들의 배려와 따뜻한 사랑, 그리고 적절한
치료를 잘 병행하면 이런 전두측두치매의 경우도 조기 발견하면 어느
정도까지 좋은 치료결과를 가져올 수 있다.

경도인지장애

진료실로 마음씨 좋아 보이는 60대의 중년 여성인 K씨께서 오셨다.
치매 특화 치료병원이다 보니 대부분은 기억력 저하를 호소하시면서 오
시는 경우가 많다.

"선생님, 저 요즘 너무 속상해요. 글쎄요, 저는 괜찮은데 주변에서 사
람들이 제가 치매 환자라고 자꾸 비아냥거려요. 한번은 그렇게 이야기
하는 사람과 크게 말다툼을 한 적도 있어요. 너무 억울해서 그랬어요.
그랬더니 그 광경을 본 다른 사람들이 우르르 몰려가며 정말 치매인가
보다 하고 수군거리며 가는 거예요. 저 정말 억울해서 원장님 병원을 마
지막 병원이라고 생각하고 왔어요. 저의 억울함을 풀어주세요."

순간 나는 '이래서 병을 주변에서 만드는구나!' 라는 생각을 많이 하

게 되었다. "아, 그래요. 어머님께서 마음고생을 많이 하셨군요. 일단 다른 병원에서 가져오신 자료를 보면 아직 치매가 걸린 것은 아니군요. 하지만 좀 더 정확하게 제가 다시 진찰한 후 설명을 하겠습니다. 저는 한의학적 관점에서 진료를 좀 더 오랫동안 철저하게 진행하겠습니다. 진료 시간이 다소 걸리더라도 이해해 주세요."

"진찰을 꼼꼼하게 해 주시면 저야 더 좋죠. 병원들에 가도 환자들의 불편한 증상을 들어주는 의사가 별로 없어서 많이 섭섭했는데 오늘은 그렇지 않겠군요."

진찰 결과 병명은 치매의 바로 직전 단계이긴 하지만 아직은 치매가 아닌 경도인지장애로 나왔다. 그러나 이 경도인지장애는 건망증보다는 훨씬 심하며 방치하면 치매로 발전될 수 있는 매우 위험한 단계이다. 대부분의 사람들은 이 경도인지장애와 건망증을 구분하지 못해서 방치하다가 치매로 발전하는 경우도 많다. 그 구분을 하기는 쉽지 않아서 반드시 치매 전문 의료기관으로 가서 검진을 받아 보아야 한다.

이 분은 진료를 받을 때부터 확실한 믿음과 신뢰를 보여주셨고 1년여 동안의 치료 기간에도 한방약물치료, 명상치료법, 침구치료, 향기치료, 음식처방수칙, 생활습관처방수칙, 운동법처방수칙을 매우 잘 지켜서 실천하셨다. 치료 후 호전되셨다고 선물로 과일과 오징어를 보내주셔서 나와 직원들이 모두 감사하게 받았다.

이처럼 평소에 자상하고 인자한 성격을 가진 사람들은 그렇지 않은 사람들에 비하여 치매의 예방과 치료에 있어서 더 좋은 결과가 나온다. 치매 치료를 하다 보면 아직 치매가 아닌데 본인과 가족들이 치매 증상을 머릿속으로 그리면서 실제로 치매 증상을 만드는 경우가 있어 매우 안타깝다.

　어떤 환자의 경우는 치매의 '치' 자만 이야기해도 아예 손사래를 치며 진료를 거부하는 경우도 있다. 대부분 이런 경우 "내가 이렇게 멀쩡한데 왜 나를 치매 환자 취급하냐?"는 것이다. 그렇다. 아직은 치매가 아니다. 하지만 방치하면 세월이 흐른 후에 치매로 발전할 수 있는 단계가 경도인지장애인 것이다.

　따라서 정상, 건망증, 경도인지장애, 치매의 4단계 중 내가 어느 단계에 속하는지를 정확하게 알고 대처할 필요가 있다. '경도인지장애'란 정상 노화와 치매의 중간단계이며, 아직은 치매가 아닌 단계를 말한다. 경도인지장애를 잘 알고 적절하게 치료하면 치매가 아닌데도 불구하고 극도의 공포감, 불안감으로 인해 스트레스 호르몬이 분비되어 기억의 회로를 닫아서 기억력이 저하되는 일을 미리 막을 수 있다.

화병이 만들어 낸 치매

스트레스가 해소되지 않아 쌓이는 병인 화병스트레스누적 증후군이 오래 계속되면 만성적 스트레스로 인해 집중력을 높이는 뇌파인 알파파가 감소하고 대뇌활성도가 저하되어 심한 경우 치매에 걸릴 수 있다. 따라서 평소에 스트레스가 있으면 이것을 적절하게 해소하여 항상 대뇌의 기억 회로가 활짝 열리도록 마음과 몸을 편안하게 유지해야 치매를 예방할 수 있다.

화병火病 또는 울화병鬱火病은 화를 참는 일이 반복되어 스트레스성 장애를 일으키는 정신 질환을 말한다. 화병은 세계보건기구WHO와 미국정신의학회의 질병 색인에 등록된 한국인에게 특이한 질병이며, 한국의 특징적인 문화 정신병이다. 화병은 세계보건기구에서 신경증의 하나로 규정하였으며 하나의 질병, 진단명으로 인정한 질병이다. 또한 1996년 미국정신의학회에서 한국의 사회적 상황에서 생긴 문화 정신병으로 등재하였다.

화병에는 크게 두 가지 종류가 있다. 하나는 억제형 화병이고 또 다른 하나는 표출형 화병이다. 그런데 한국인에게 나타나는 약 80% 정도의 화병은 화분노의 감정을 밖으로 표출하지 못해서 쌓인다는 의미인 억제형 화병으로 알려져 있다. 즉, 화를 내지 않고 속으로 삼키고 참아서 생기는 병이다.

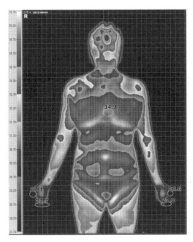

〈화병 환자의 적외선 체열 진단 사진〉
화병의 경우 명치 부근에 사람 인[人]자 모양으로
높은 회색의 체열 패턴이 나타남

"도대체 대화가 통하지 않아요. 남편이 얼마나 고지식하고 대화가 안 통하는지 제가 평생을 이 양반 때문에 화병으로 살았어요. 요즘에는 가스불에 음식을 올려놓고 태우는 일이 다반사에요. 나 이제 다 살았나 봐요. 저 양반을 보기만 해도 울화통이 치밀어서 살 수가 없는데 이젠 치매까지 걱정해야 하니! 자식들이 한 번씩 오면 제가 물었던 이야기를 또 묻고 묻는다는 거예요. 그래서 걔들이 선생님 병원으로 가자고 해서 이렇게 같이 왔어요."

"네, 그러셨군요. 참으로 마음고생이 많으셨습니다. 그래요, 맞습니다. 부부끼리 대화가 안 되면 하루하루 사는 것이 고통 그 자체죠. 가장 가까운 사람일수록 더 소통하고 대화를 나누어야 서로 건강할 수 있어요. 다음번에는 아버님도 꼭 모시고 같이 오세요. 아마 아버님도 자율신경계의 균형이 깨어져 있어서 교감신경이 날카로워져서 그러실 거에요. 이런 경우 부부가 같이 치료를 받으면 두 분 모두 건강해질 수 있어요."

그로부터 3개월 이후에 어머님이 검진을 받으러 오시는 날 아버님도 같이 오셔서 신체활성도, 자율신경계, 중추신경계, 대뇌활성도 등 한방 생체신호분석 검진을 받으셨다.

치매 환자의 경우 대부분 침대에서 누워서 지내기 때문에 일어서는 자세와 걷기 운동이 부족하다. 당연히 하체의 근력이 약해져 뇌로 가는 혈류량이 부족해지는 악순환이 계속된다. 따라서 수차례씩 억지로라도 일으켜 세우고 걷게 해야 한다. 정 안되면 휠체어를 타는 것도 운동이 될 수 있다. 이렇게 하여 신체 활성도를 끌어올려야 조금이라도 손, 발의 자극을 통해 대뇌에 자극이 전달되어 회복에 도움이 될 수 있다. 신체활성도를 높이면 만성피로도 좋아지고 병에 대한 면역성도 강화된다. 필자 역시 치매 환자들에게 이 방법을 실시한 후 대뇌활성도가 올라가는 것을 임상에서 많이 경험하고 있다.

아니나 다를까 아버님도 자율신경계에 큰 이상이 있었다. 교감신경계가 항진되어 마음과 몸의 긴장도와 스트레스의 수치가 매우 높은 상태였다. 이런 경우는 기능성 장애라서 각종 검사로도 그 이유가 뚜렷하게 나타나지 않고 본인만 괴로운 경우가 대부분이다. 이 경우에는 우선 1

단계 3개월 치료 기간 중에는 어머님의 화병 치료에 전념했다. 그리고 2단계의 3개월 동안은 치매 증상의 치료에 집중하였으며, 아울러 두 부부에게 평소의 화를 다스리고 스트레스를 해소할 수 있는 명상치료법 등 이완반응 처방과 복식호흡법 등을 자세하게 일러드렸다.

두 분이 다행히도 잘 노력해서 치료를 시작한 지 약 9개월 정도 지나서 두 분이 같이 경과 검진을 하러 오셨다. 검진을 해 보니 두 분 모두 자율신경계의 균형 상태가 매우 양호하게 나왔다. 또한 생체신호분석에서 대뇌활성도가 많이 향상되었으며 특히 어머님의 경우는 단기기억장애short-term memory loss가 많이 개선되었다.

초로기 치매의 호전 사례

제주도에서 오신 50대 중반의 여성이 있었다. 겉으로 보기에도 얼굴의 안면홍조가 있고 또 망진望診상으로 얼굴에 불안감과 초조감이 많이 느껴졌다. 50대의 갱년기 무렵의 젊은 나이에 기억력감퇴를 주소증으로 호소하며 오셨다. 치매 관련 검사들을 종합해 본 결과 초로기 치매였다.

이 분의 경우처럼 초로기 치매란 65세 미만의 비교적 젊은 나이에 시작되는 치매를 말하며, 최근 이런 환자들이 점점 늘어나고 있다. 특히 중년 여성의 치매 발병률이 빠른 증가세를 보이고 있다. 이렇게 초로기 치매 환자가 늘고 있는 것은 스트레스 등의 환경적 요인과 유전적 요인이 복합적으로 작용한 결과로 볼 수 있다. 최근에 이처럼 치매의 연령이 앞당겨진 것은 서구식 식습관으로 인한 고혈압이나 당뇨병, 그리고 스트레스가 주요 원인이라고 볼 수 있다. 따라서 이런 초로기의 치매 예방법은 당연히 초로기 치매에 영향을 미칠 수 있는 스트레스와 같은 환경적 요인 등을 잘 제거해서 치매를 예방하고 진행속도를 늦추는 것이 무엇보다 중요하다.

환자 : 원장님, 작년부터 갱년기가 와서 우울해지고 그래서 호르몬제도 먹고 운동도 했어요. 그런데 요즘은 자꾸 기억이 안 나요.

필자 : 언제부터 그런 증상이 시작되셨죠?

환자 : 두 달 전부터예요. 처음에는 차에 키를 꽂아두고 집에 와서 한참을 찾았어요. 계속 기억이 안 나는 거에요. 남편이 주차장에 가서 차에 꽂아진 키를 가져와서 알았어요. 며칠 전에는 마트에서 집에 가는 길에 제가 사는 아파트 주소가 생각이 안 나서 몇 동인지를 한참 헤매다 집에 들어갔어요. 계속 이러니까 불안하고 초조해요.

이와 같이 초로기 치매가 갱년기 여성들에게 많이 나타나는 이유는 여성의 경우 폐경 이후에 여성 호르몬인 에스트로겐 호르몬이 갱년기가 되면서 급격하게 감소하기 시작하기 때문이다. 이 에스트로겐 호르몬은 치매를 막아주는 보호인자 역할을 하는 것인데 이 보호인자가 없어지니까 초로기 치매에 노출될 확률이 더 높아지기 때문이다. 이 환자의 경우도 여성 호르몬인 에스트로겐이 폐경 이후에 급격하게 감소하면서 단기기억 장애가 오고 자꾸 깜빡거리는 증상이 심해졌으며 시간 인지력, 공간 인지력, 상황 인지력이 모두 떨어져서 일상생활의 지장이 많은 상태였다.

치료는 가미귀비탕 등 한의학에서 갱년기장애와 여성호르몬의 보강에 탁월한 처방을 위주로 환자맞춤형으로 실시하였으며 아울러 인지기능의 향상을 위한 명상치료법 처방과 평소의 환자 체질인 소음인에게 맞는 음식처방, 생활습관처방, 운동법처방을 같이 내려 드려서 집에서 실시하도록 하였다. 음식은 갱년기의 호르몬 균형을 맞추어 주는 석류를 자주 드시게 하였다. 또한 뇌를 활성화시키는 호두, 잣, 아몬드와 항산화작용과 온열작용으로 혈액순환을 촉진시키는 사과, 당근을 함께 갈아서 매일 드시게 했다. 그리고 운동처방은 신경전달물질이자 행복 호르몬인 세로토닌이 활발하게 분비되도록 하기 위해서 매일 낮 12시에서 2시 사이에 햇빛을 보며 1시간에서 1시간 30분을 걷도록 했다. 그리고 매 1개월마다 체크 받고 1단계체질개선, 3개월, 2단계전신해독, 3개월, 3단계면역증강, 3개월 이렇게 9개월을 열심히 치료받으셨다.

특히 이 분은 제주도라는 먼 거리에서 오시는데도 불구하고 꼭 1개월에 한 번씩 서울까지 오셔서 진찰을 받고 매번 대뇌활성도 등 생체신호 분석검진을 받고 침구치료, 향기치료바질, 유칼립투스, 로즈마리 등를 받으셨으며 매우 의욕적으로 치료에 임하신 것이 필자의 기억에 남는다. 현재 많은 증상들이 회복되셨으며 이제는 주변 사람들에게도 치매 예방 홍보대사로 불릴 만큼 치매라는 질병에 대한 이해도가 높은 상태이다. 이 경우는 여성호르몬의 부족이라는 뚜렷한 원인이 있었고 초로기치매의 비교적 초기 상태에서 발견, 조기치료가 적절하게 잘 이루어져 극복이 잘 된 예라고 할 수 있다.

이렇게 폐경 이후 건망증이 자주 발생하고 자꾸 심해지는 경우에는 "남들도 다 그렇겠지!"라는 낙관적 편견을 하지 말고 반드시 치매전문 의료기관으로 빨리 가서 조기검진을 받고 필요시 대책을 세우는 것이 현명한 방법이다.

남편의 지극 정성으로 알츠하이머성 치매를 극복한 치료 사례

광주에서 오신 70대 할머니의 알츠하이머성 치매 극복 사례가 있어서 소개할까 한다. 이 분은 실제로 다른 병원에서 알츠하이머성 치매 초기 진단을 받고 내원하셨으며, 9개월 정도 치료 후에 그 병원의 신경인지검사, 혈액검사, MRI 검사 등에서 알츠하이머성 치매가 회복되어 치료되었다는 소견을 받았으며 이후에 한의학적인 치매 검진에서도 알츠하이머성 치매의 회복과 치료 소견이 나타나 호전되었던 분이다.

이 분의 경우 역시 인지기능저하의 증상을 개선하기 위해 명상치료법, 환자의 사상체질에 맞는 음식과 생활습관, 운동법을 함께 처방하였다. 명상치료법은 보호자가 함께 해줘야 하는데 이 환자의 경우에는 보호자의 적극적 참여가 가능하다고 판단되었으며, 명상치료법이 보호자의 정신적 스트레스 해소에도 역시 도움을 줄 수 있을 것으로 기대했다.

이 분의 회복에는 조기발견, 조기치료라는 의학적인 치료도 있었지만 같은 연령대인 남편의 지극정성이 있었다. 지금도 기억이 생생한데 남편인 할아버지는 필자에게 자신이 할 수 있는 부분이 무엇인가를 아주 자세하게 물어보고 노트에 꼼꼼하게 깨알같이 적으셨다. 그래서 필자는 매일 따라할 수 있는 뇌를 활성화시키는 명상치료법 CD를 하루 25분 정도 들으며 명상을 하도록 말씀드렸고, 치매의 예방과 회복에 도움이 되는 강황분말을 대부분의 음식에 넣어서 조리할 수 있게 하였다. 예를 들어 강황약차, 강황주스, 강황밥, 강황고등어, 강황분말 조미료 등 집에서 할 수 있는 모든 음식 레시피를 드렸다. 대부분 보호자들이 적어가기는 해도 철두철미하게 지키는 것이 어려운데 이 환자의 경우는 보호자인 남편이 지극정성으로 아내의 식사를 챙기고 매일 같이 산책하고 들어와서 명상을 함께 하며 그날 하루 한 일들을 대부분 일기장에 기록

했다고 한다. 특히 아내와 함께 명상을 하며 할아버지도 치매 간병을 하며 생긴 스트레스가 같이 풀렸다고 한다. 필자는 이것을 통해서 보호자의 정신적인 대처에도 명상치료법이 효과가 있다는 것을 알 수 있었다.

보호자 : 집사람을 위해 제가 할 수 있는 건 모두 해주고 싶었어요. 치매에 좋다는 강황분말을 마트에서 사서 원장님이 처방해 주신대로 강황분말로 강황약차, 강황주스를 만들고 강황분말로 밥을 짓고 고등어에도 강황분말을 뿌려서 반찬을 만들어 아내에게 주었어요. 아내가 다행히도 잘 먹어줘서 고마웠어요.

필자 : 네, 그렇군요. 할아버지께서 정말로 애 많이 쓰셨어요. 명상을 하시며 어렵지는 않으셨어요?

보호자 : 제가 먼저 들어 본 후에 아내에게 설명하고 따라하라고 했더니 처음에는 집중을 잘 못했어요. 하지만 몇 번 반복하니까 잘 따라했어요. 같이 명상을 들으며 복식호흡으로 깊숙하게 숨을 쉬니까 저도 머리가 맑아지고 기분이 좋아졌어요. 아내는 원래 불면증이 있었는데 명상을 한 후 잠을 더 잘 자게 되었어요.

치료를 시작한 후 9개월 쯤 지난 후에 환자와 보호자가 웃으며 진료실로 오셨다. 또한 예전에 다니던 병원에서의 신경인지검사 자료와 혈액검사, MRI 자료들을 가지고 오며 그 쪽 병원에서 알츠하이머성 치매가 치료되었다는 이야기를 듣고 최종적으로 필자에게 확인하러 왔다고 했다.

알츠하이머성 치매는 진행성이고 비가역성 치매라서 병의 경과가 시간이 지날수록 계속 나빠지는 형태의 치매이기 때문에 사실 초기 단계에서조차도 그 진행을 억제하는 것이 상당히 어려운 유형이다. 더구나 이 환자의 경우처럼 진행을 억제하는 단계에서 더 나아가 일정 수준까지 회복되는 경우는 극히 드문 케이스이긴 하다. 하지만 가족의 극진한 돌봄과 함께 나을 수 있다는 강력한 확신을 가지고 치료를 잘 받으면 경우에 따라서 이렇게 회복되는 경우도 있을 수 있다. 따라서 가족 중에 누군가가 치매라고 진단받았을 때 무조건 절망하고 포기해서는 안 된다. 가족들이 할 수 있는 최선의 노력을 병원의 치료와 함께 하면 환자 몸 안에 숨어 있는 '자가치유능력Self-care' 까지도 극대화되어 이렇게 좋은 결과를 가져 올 수도 있다. 안 된다는 말만 반복할 것이 아니라 항상 희망적으로 생각하고 적극적으로 대처하는 것이 중요하다.

수족냉증 등 저체온증의 치료로 회복된 치매치료 사례

환자들 중에는 간혹 통상적인 치매 치료로는 치매 증상의 회복이 잘 안 되거나 오히려 악화되는 경우도 있다. 이런 경우에는 한의학적으로 다른 원인들을 찾아 치료하면 회복에 도움이 되는 경우가 있다. 한국 여성들이 대부분 가지고 있는 저체온증_{수족냉증 또는 복부냉증}이 바로 그것이다. 통상적인 치매 치료로 반응이 없는 경우 수족냉증 또는 복부냉증의 치료를 통상적 치매 치료와 함께 병행하여 실시하면 좋은 치료 효과가 나타나는 경우가 있기 때문이다.

전남에서 오신 60대의 여성 환자도 이 경우에 해당되는 분이셨다. 이 환자는 적외선 체열검진 상으로 말초부위인 손발의 수족냉증과 복부의 냉증이 매우 심하게 나타났다. 다른 병원에서 혈관성 치매 진단을 받고 몇 년 동안 치료를 받았는데도 호전이 되지 않아서 서울까지 진찰을 받으러 오셨다.

최근의 연구에 의하면 저체온증이 뇌의 활력을 떨어뜨리고 뇌 활동도 둔하게 만든다. 따라서 이 환자의 경우처럼 저체온증이 있게 되면 뇌로 가는 혈액순환이 잘 안되어서 뇌 활동이 느려지게 된다. 이렇게 되면 뇌가 원활하게 정보전달을 하기 위한 40-50종류에 이르는 다양한 신경전달물질이 적게 만들어지므로 뇌 기능이 떨어져서 치매에 걸릴 확률이 높아지고 치매의 회복도 어려워지게 된다.

혈관성 치매는 중풍_{뇌졸중}이 여러 차례 재발하면서 뇌의 여러 부분이

상해서 생기는 경우다발성 뇌경색에 많이 발생한다. 그러나 때로는 단 한차 례의 중풍으로도 치매가 발생할 수 있다. 그리고 중풍이 어느 순간 갑자 기 발생하듯이 혈관성 치매도 치매 증상이 비교적 갑자기 나타나게 되 며 그 이후 서서히 좋아지다가 다시 또 나빠지고 하는 경과를 보이게 된 다. 이것이 치매증상이 서서히 점차적으로 악화되는 경과를 보이는 알 츠하이머성 치매와 혈관성 치매와의 차이점이다.

이 환자의 경우 역시 예전부터 중풍의 증상이 반복되어 왔으며 이것 으로 인해서 혈관성 치매 증상인 기억력저하, 인지기능저하와 함께 한 쪽 팔다리의 마비와 말이 어눌한 증상이 있었다. 1단계 치료에서 통상 적인 혈관성 치매 약물 처방과 여러 종류의 치료를 다양하게 실시해도 큰 호전이 없었다. 그래서 2단계부터 한의학에서 이러한 중풍과 혈관성 치매의 근본적인 원인들 중 하나인 냉증저체온증의 제거를 위주로 치료하 기 시작했다. 이 냉증을 없애는 치료를 한지 6개월 정도가 지나자 수족 냉증과 복부냉증이 없어지면서 머리 쪽으로의 혈액순환도 활발해졌으 며 혈관성 치매의 증상들도 많이 없어졌다. 그리고 많이 떨어져 있었던 대뇌활성도도 최악인 5단계에서 1단계 좋은 상태인 4단계까지 올라가 서 서서히 호전되었다.

보호자딸 : 원장님, 어머니가 평소에 손발이 매우 차고 저려서 잠을 푹 못 주

무셨는데 요즘에는 밤에 잠을 잘 주무세요. 잠을 잘 자서 그런지

오후까지 누워서 잠만 자던 분이 TV도 보고 저에게 이야기를 걸기

도 하세요.

필자 : 네. 손발의 체온이 올라가면 뇌로 가는 혈액의 양이 많아지고 수면 호

르몬인 멜라토닌도 활성화되어 숙면을 취하게 되죠. 따라서 그 다음날

뇌에서 안정적인 뇌파인 알파파가 많이 나와서 집중도 잘 되고 뇌의

기능도 활성화됩니다.

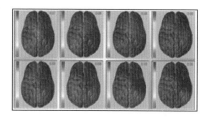

〈치료 전 대뇌활성도〉

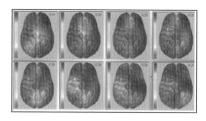

〈치료 후 대뇌활성도〉

미국인 환자의 치매 치료 사례

현대 사회가 빠르게 돌아가는 가운데 전 세계적으로 치매가 이슈이며 큰 문제이다. 최근에는 전 세계가 하나일 정도로 국제적인 왕래와 교류가 빈번하고 따라서 의료 분야에서도 이는 예외가 아니다. 이런 이유로 치매 등의 난치성 질환의 치료 목적으로 한국을 찾아오는 외국인 환자들도 미국, 유럽, 중국, 일본, 동남아, 아프리카 등 다양하게 늘어났다.

미국 남동부의 플로리다 주에서 온 60대의 미국인 여성인 수잔Susan은 처음에는 알츠하이머성 치매 초기로 미국에서 진단 받았으나 치료 후에도 차도가 없어서 한국의 지인을 통해 필자의 병원으로 내원하셨다. 문진을 해 보니 성격 유형이 필자가 평소에 진찰해 왔던 미국인들에게는 흔하지 않은 성인군자형ISFP형이었으며 매사에 정직하긴 하지만 매우 융통성이 없다는 결과가 나왔다. 같이 온 가족들에게도 물어보니 평소의 생각도 늘 완벽주의적인 사고방식이 몸에 배어 있어서 요즘에는 교회도 잘 안 다니고 부정적인 생각을 많이 해서 스트레스를 많이 받아 오신 상태였다고 했다. 한의학적 진단으로는 치매와 함께 억제형 화병으로 나왔다. 순간 "화병은 한국인에게만 국한된 것이 아니라 미국인들 역시 화병으로부터 자유로울 수 없는가 보다."라는 생각이 잠시 스쳐 지나갔다.

하지만 검진결과를 설명하고 치료의 기간과 경과에 대해서도 설명을 드렸는데 미국 생활을 많이 하셔서 그런지 치료에 대한 합리적 사고와 의지, 치료에 대한 믿음 등이 환자와 가족 모두에게서 느껴졌다. 그리고 의학적 치료 이외에도 교회를 예전처럼 자주 다녀서 부정적인 사고방식을 없애고 긍정적인 생각만 하도록 강하게 부탁을 드렸다. 그리고 환자와 가족이 이에 흔쾌히 동의를 했다. 사실 이렇게 환자와 보호자 그리고 의사의 마음이 잘 맞을 때는 치료의 경과도 좋을 수 있다. 그 이후 이 분들은 3개월마다 미국에서 한국까지 긴 비행기 여정을 거쳐 경과를 확인하러 오셨다.

환자와 가족들이 필자가 지시한 명상치료법, 음식, 생활습관, 운동법 등의 처방을 아주 잘 지켜서 9개월 정도가 지난 후에 놀랍게도 치매 초기 단계에서 경도인지장애의 수준으로 한 단계 호전되었다. 그리고 그 후 6개월 정도의 치료가 더 지난 후에는 단기기억장애와 인지기능의 저하로 인한 일상생활의 지장이 거의 없는 정도까지 회복되었다.

그러나 그로부터 6개월 정도 지난 무렵에 잠시 외국으로 여행을 갔다 온 환자는 여행지에서 기억력 저하와 인지기능저하의 증상이 좀 더 나빠졌다며 다시 내원하셨다. 검사를 해 보니 상태가 그렇게 나빠지지는 않았다. 치료 중에는 항상 호전과 악화가 반복될 수 있기 때문에 이럴 때 보호자들이 환자의 곁에서 당황하는 모습을 보이면 안 된다고 이야기했다. 애써 침착하고 태연한 모습을 보여주는 것이 환자의 회복에 도움이 된다고. 수잔의 경우도 지난번보다 실제 검사에서는 자율신경계 균형과 대뇌활성도 등이 더 좋아진 상태였다.

수잔은 내원 후에 치매 치료를 위해 원래 다니던 교회를 자주 다니라는 필자의 이야기를 잘 따라 주어서 그 이후 늘 기독교에 대한 철저한 믿음이 확고하셨으며 교회를 예전보다 더 자주 다녔다. 또한 절대자에 대한 믿음과 함께 교인들과의 대화를 즐겨 하셨으며, 처음 오셨을 때는 억제형 화병이 있으셨지만 치료 9개월 후에는 자율신경계의 균형이 안정되어 억제형 화병도 없어졌다. 이 분이 이렇게 잘 치료된 것은 의학적 치료뿐만 아니라 치료에 대한 확고한 믿음과 본인 스스로의 철저한 자기 관리와 긍정적인 사고방식의 생활화에 그 해답이 있다고 할 것이다.

길을 잃어버리는 아버님

경남 김해에서 50대의 아들이 80대 초반의 아버님을 모시고 내원했다. 이 아버님은 7년 전부터 기억력이 저하되셨다고 한다. 집을 나가면 아는 곳은 잘 찾아가시는데 그 이후에 혼자서는 집을 찾아 들어오지를 못한다고 가족들의 걱정이 이만저만이 아니었다. 또한 옛날 일만 기억하시며, 몇 분 이내의 일들은 기억하지 못하는 단기기억장애short-term memory loss를 앓고 계셨다. 가족들에 의하면 아버님은 예전에 술을 65세까지 매우 많이 드셨다고 한다. 그리고 예전에 살던 집으로 찾아 갈 수는 있는데 새로 이사한 집으로는 혼자서 돌아오시지를 못하는 상태였다.

이 케이스는 크게 두 가지의 문제가 있는 경우이다. 첫째는 단기기억 장애이고, 둘째는 방향감각의 저하이다. 모두 치매의 임상 양상에서 인지기능의 영역별로 나타나는 증상들이다. 일반적으로 치매에 걸린 환자는 새로운 자료를 습득하는 능력이 떨어져 있다. 또한 이전에 습득했던 자료를 잘 잊어버린다. 치매의 초기에는 단기기억력short-term memory의 감퇴가 주로 나타난다. 하지만 점차 장기기억력long-term memory도 상실하게 된다. 예를 들어 치매 초기에는 열쇠와 지갑 같은 물건을 잃어버리거나 가스 불에 음식을 올려놓고 잊어버리는 증상 또는 친하지 않았던 사람을 몰라보는 정도일 수 있다. 하지만 치매가 더욱 심해지면 자신의 직업, 생일, 가족과 자신의 이름까지 잊어버리는 장기기억력의 손상도 나타날 수 있다.

방향감각의 저하는 시·공간 능력의 장애와 관련이 있다. 치매에 걸리게 되면 공간적인 작업을 수행하는데 어려움을 느끼며 공간적인 지남력이 상실된다. 치매에 걸리게 되면 환자들이 병실이나 집에서 화장실이나 자신의 방을 못 찾는 경우가 있다. 또한 집을 나간 후에 자신의 집을 찾아오지 못하는 경우가 생기는데 이것은 이러한 시·공간 능력의 장애 때문이라고 볼 수 있다.

치료는 이 두 가지 즉, 단기기억장애와 방향감각저하에 잘 반응하는 환자맞춤형 한방약물처방을 단계별로 나누어서 실시하였으며, 아울러 주기적으로 머리 쪽의 경혈을 자극하는 침구치료_{두침}와 향기치료를 위주로 실시했다. 그리고 집에서 할 수 있는 방법으로 명상치료법처방, 음식처방, 생활습관처방, 운동법처방을 같이 내려 드리고 이것들을 잘 실천해서 환자 몸 안에 숨어있는 자가치유능력이 극대화되도록 하라고 환자와 보호자들에게 단단히 당부했다.

치료기간은 환자가 고령이라서 거의 1년 6개월 정도가 걸렸고 그 이후에 이 두 가지 증상이 서서히 호전되고 있다. 특히 방향감각의 호전이 빨랐는데 그 이유는 다행히도 아버님이 밖으로 나가서 운동하는 것을 매우 좋아해서 거의 매일 오후에 햇볕을 쬐면서 1시간 30분-2시간 정도 등산을 겸한 걷기를 꾸준하게 하셨기 때문이었다. 최근에는 길을 잃고 집을 찾지 못하는 일이 거의 없어졌다고 가족들은 이야기했다. 등산이 아버님에게는 무료한 일상의 유일한 돌파구이자 취미 활동이었던 것이다. 이렇게 자신이 좋아하는 취미와 활동에 몰입을 하게 되면 도파민, 세로토닌 등의 기억의 회로를 활짝 열어 주는 신경전달물질의 분비가 왕성해져서 뇌의 기능과 활력이 매우 좋아지게 된다.

허공을 향해 반복적인 말만 하시고 우시는 어머님

전남 장흥이라는 먼 곳에서 70대의 여성 환자가 필자의 병원에 처음 오셨을 때 환자는 진료실에 들어와서 의사인 나와는 눈빛도 한 번 안 마주치셨다. 내가 무슨 질문을 해도 진료실의 다른 쪽 벽으로 돌아서서 혼자 중얼거릴 뿐 나와는 전혀 대화의 의사가 없어 보였다. 또한 가끔씩 흥분을 하기도 하고 크게 울기도 하셨다. 이 환자는 원래 다른 병원에서 알츠하이머성 치매 중기 정도의 진단을 받고 오셨다. 다행히 9개월에 걸친 3단계 치료 후 흥분 빈도가 줄어들었으며 잘 우는 것 역시 호전되었다. 처음에는 환자와 이야기도 못 나누고 보호자하고만 이야기를 나누었다. 환자는 한없이 혼자 중얼중얼하며 시선을 다른 곳에 두고 계셨기 때문이다.

그런데 9개월 정도 약물치료를 해서 기억력저하와 인지기능저하는 억제되거나 다소 회복되셨는데 혼자 중얼거리고 딴 곳을 바라보는 증상은 쉽게 없어지지 않았다. 필자는 치매 치료에만 집중하느라 환자에게 치매 증상과 함께 정신분열증 증세가 일부 있었던 것을 1~3단계 치료에서 고려하지 못한 점이 마음에 걸렸다. 그래서 이후 4단계 치료부터는 치매 치료와 함께 정신분열증에 대한 처방도 가미를 해서 치료를 9

개월 정도 더 실시했다.

9개월 정도 더 치료한 이후에 내원하셨을 때 환자는 따님과 함께 오셨는데 모든 사람들의 예상을 깨고 밝게 웃으며 들어오셔서 나와 직원들이 모두 많이 놀랐다. 심지어 직원들 중 한 명의 뺨에 뽀뽀까지 하실 정도로 많이 회복되셨다. 이는 자율신경계의 균형을 맞추어주는 치료를 치매 증상의 치료와 함께 병행했던 것이 잘 적중했던 사례라고 볼 수 있다.

이런 경우는 정말 치매 치료를 하는 의사로서 매우 보람되고 감동적인 순간이 아닐 수 없다. 실제 이 환자의 경우 역시 보호자께서 너무나도 헌신적인 노력을 많이 하셨다. 환자가 대중교통을 이용하지 못해서 서울도 아닌 전남 장흥이라는 먼 곳에서 서울까지 환자를 옆에 태우고 매번 직접 운전을 해서 내원을 하셨다고 한다.

환자가 처음에는 1시간도 안 되어서 자꾸 차에서 내려달라고 떼를 쓰는 바람에 배우자께서 도중에 몇 번을 쉬었다가 겨우 달래서 매우 힘들게 서울까지 오시곤 했다. 이런 경우 환자도 딱하지만 그 환자를 지켜보는 보호자의 가슴 아픈 심정을 어느 누가 알 수 있을까? 먼 거리를 힘들게 오셔서 치료받고 또 긴 치료기간이 걸리긴 했지만 증상이 다행히도 악화되는 것이 억제되고 있으며, 일부 증상은 회복되고 있으니 정말 다행스러운 일이다. 이런 사연들을 볼 때마다 필자는 무엇보다도 이런 수고를 마다치 않고 애쓰는 전국 치매 환자 보호자들의 눈물 나는 노력에 큰 박수를 보내고 싶다.

자신의 말만 1시간 가까이 반복하시는 60대의 아버님

충북 단양에서 아드님과 함께 오신 경우인데 이 환자는 진료하는 의사의 말에 아랑곳하지 않고 진료실에서 자신의 말만 1시간 가까이 반복하셨다. 의사가 묻는 말에는 동문서답을 하며 치료를 잘 받으면 치료가 되는지 여부만 거의 1시간 정도 반복해서 물어보셨다. 이런 경우 의사가 다소 힘들더라도 끝까지 환자의 말씀을 다 들어 드려서 환자가 잠재적으로 하고 싶었던 말을 다 표현하시도록 배려하는 것도 향후 치료에 도움이 되리라는 치매 치료 의사로서의 확신이 있어서 필자는 그 이야기들을 끝까지 다 들어드렸다. 물론 이분께서는 다행히 예약을 하고 오신 분이라 뒤에서 기다리는 환자들에게 덜 미안했지만, 시간을 쪼개서 써야 하는 의사의 입장에서는 사실상 많이 난감한 상황이 아닐 수 없었다. 이런 케이스는 예전에 술을 아주 많이 드셨거나 스트레스와 우울증 증상이 같이 심한 경우에 더 심해질 수 있다.

하지만 환자께서 할 수 있는 말을 거의 다 하시도록 필자는 끝까지 다 들었다. 오히려 중간중간 보호자들이 민망해하며 말을 끊으려 했지만 나는 보호자들께 말리지 말고 그냥 말씀하시도록 말을 끊지 않았다. 그런데 아버님도 지치셨는지 어느 정도 시점이 되자 말씀을 중단하셨다.

그러고 나서 하시는 말씀이 "아, 오늘은 내가 하고 싶은 말을 원장님 앞에서 다 하고 나니 너무 속이 시원하다. 단 한 번도 이런 적이 없었는데…"라고 하셨다. 나는 깜짝 놀랐다. 그 이후에 하는 말들이 거의 정상인에 가깝고 너무나 논리 정연했기 때문이었다. 처음에 진료실에 들어오실 때와는 매우 달라지셨던 것이다.

아마도 아버님 나름대로는 어느 병원에서도 이렇게 속 시원하게 자신이 하고 싶은 말을 털어놓을 기회가 없었던 것 같다. 사람이란 자신의 마음을 표현하고 싶은 욕구가 있는데 요즘에는 병원에서 이렇게 길게 자신의 말을 하도록 하지 않기 때문에 아버님께서는 욕구 불만이 쌓이고 쌓여서 이것이 억제형 화병의 상태로까지 발전되었던 것이다. 이런 경우에는 그 어떤 치료보다도 환자의 말을 진심으로 들어 주는 것이 중요하다고 나는 생각한다.

그 후 25일 정도 지나서 약 복용 후 전화로 상담을 요청하셨는데 이번에는 전화로 약 30분가량을 본인의 말만 계속하셨다. 그래도 처음보다는 50% 정도 말씀하시는 시간이 줄어든 셈이었다.

치료 9개월 후에는 아드님이 아닌 배우자와 함께 오셨는데 본인의 말을 5분 정도로만 하시고 반복적인 말씀을 거의 안 하시는 등 증상들이 많이 호전되었다. 배우자 역시 평소에 일상생활에서 항상 자신의 말만 오랫동안 해서 응대하기가 힘들었는데 요즘은 부부가 모두 생활하기에 수월해졌다는 이야기를 했다.

이분의 경우에는 알츠하이머성 치매의 초기에서 중기로 넘어가는 단계에서 내원하셨는데 통상적인 치매 치료와 함께 자율신경계 중 교감신경의 항진을 누그러뜨려 주는 처방을 위주로 치료하였다. 그 결과 스트레스반응과 관련 있는 교감신경의 항진이 억제되고 이완휴식반응과 관련이 있는 부교감신경이 활성화되어 자율신경계가 안정되었던 것이 치매 증상을 극복하는데 중요한 역할을 했다고 볼 수 있다.

이처럼 치매 환자들이 자신의 말만 반복하고 앞뒤가 맞지 않는 말들을 계속한다고 해서 이상한 사람 취급하거나 말을 아예 안 듣고 외면해 버리면 안 된다. 치매 환자 역시 소중한 인격체로 존중하고 자신이 표현하고 싶은 내면의 세계를 표현하도록 끝까지 배려하여 이해하려고 노력한다면 기존의 의학적 치료와 함께 자존감의 회복을 통한 좋은 호전 결과를 가져올 수 있다고 본다. 따라서 이런 환자들을 잘 배려하고 그들의 이야기에 귀를 기울여줄 수 있는 가족과 보호자들의 역할이 너무나 중요하다.

확인에 확인을 반복하는 60대의 남자 보호자

대전에서 알츠하이머성 치매로 고생하시다가 남편과 함께 온 60대의 여성 환자가 있었다. 이번 케이스는 치매 환자도 문제였지만 이 환자를 오랫동안 간병해 온 배우자이자 보호자의 안타까운 사연이다. 환자와 보호자가 나란히 진료실로 들어오셨는데 진찰을 하기도 전에 보호자께서 병의 경과가 앞으로 치료를 받으면 어떻게 되는지에 대한 이야기를 확인에 확인을 반복하며 상당히 오랫동안 하셨던 기억이 난다.

그렇다. 치료의 향후 예후에 대해 특히 치매 환자의 보호자들은 민감할 수밖에 없다. 물론 그 심정은 충분히 이해가 간다. 하지만 치매라는 병에 걸리는 것도 오랜 세월을 거쳐서 걸리지만 치료가 되는 데에도 역시 오랜 시간이 걸린다. 보호자들도 이것을 이미 잘 알긴 하지만 막상 보호자가 되고 나면 어쩔 수 없이 마음이 급해질 수밖에 없다. 그러나 보호자들이 너무 급하게 생각하고 조바심을 가지게 되면 치료하는 사람도 집중을 할 수가 없게 된다. 또한 무의식적으로 그 광경을 지켜보는 환자 역시 치료에 대한 희망과 기대를 저버릴 수 있으므로 이런 경우에는 정말 조심해야 한다.

진료실에서 치료하는 의사를 다그친다고 해서 치매 치료가 빨라지는 것은 결코 아니다. 환자마다 예후와 경과가 달라서 때로는 빨리 회복되지만 악화와 호전을 반복하는 경우도 많고, 느리게 회복되지만 많이 좋아지는 경우도 있다. 의사들이 충분히 소신을 가지고 치료할 수 있도록 일정 기간 치료에 협조를 해 주는 것이 실제로 치매 환자의 회복에 많은 도움이 된다. 왜냐하면 치매란 병은 단일 질환의 진단명이 아닌 뇌에 영향을 미치는 다양한 원인질환에 의해 발생하는 복합적인 증후군이기 때문이다. 참고로 지금까지 보고된 치매의 원인질환은 약 70여 개에 이른다. 따라서 항상 환자-보호자-의사는 이인삼각 경기를 한다는 생각으로 서로 최상의 팀워크를 갖추는 게 좋다. 서로 무한히 신뢰하고 소통하며 굳게 믿는 자세가 매우 중요하다.

이런 경우에 사실은 보호자인 아버님을 같이 진찰하는 것 역시 환자 치료만큼이나 중요하다. 왜냐하면 오랜 간병 생활로 인해 치매 환자의 배우자 역시 전문적인 간병인처럼 간병 지식을 갖추고 간병하는 것이 아니기 때문에 매우 지치고 힘들게 되기 때문이다. 아버님을 예약해 드리고 1개월 이후에 아버님이 같이 오셨다. 신체활성도 검사, 자율신경계 검사, 중추신경계의 조종 수준 진단, 대뇌의 활성도 검사 등을 실시해 보았다. 역시 예상대로였다. 평소에 반복되어 온 스트레스로 인해서 보호자의 자율신경계의 균형이 파괴되어 스트레스와 관련이 있는 교감신경이 매우 항진되어 있었으며, 거의 억제형 화병에 가까운 상태로 나왔다.

실질적인 간병인인 아버님을 같이 치료하는 것이 어머님의 치매 치료에 많은 도움이 된다는 판단하에 아버님도 같이 치료하기로 결정했다.

그 결과는 다행히도 두 분에게 모두 긍정적인 영향을 끼쳤다. 그 이후 두 분 모두 9개월 이상의 치료기간이 지난 후에 아버님의 건강 상태가 좋아지니 어머님과의 관계도 좋아졌다. 그러다 보니 어머님의 뇌 기능과 기분 상태도 날로 좋아져서 어머님 역시 자율신경계가 안정되고 대뇌의 활성도가 애초의 3%에서 15%까지 향상되었음을 확인할 수 있었다.

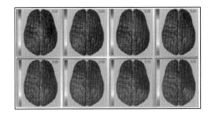

〈치료 전 대뇌활성도〉

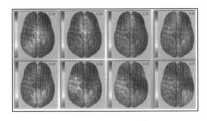

〈치료 후 대뇌활성도〉

진료받으러 왔다가 부부 싸움하는 70대 부부

남편의 완벽주의로 인한 잔소리와 지나친 간섭으로 인해 화병과 우울증을 앓다가 경도인지장애에서 치매 초기로 발전하여 강원도에서 내원하신 어느 70대 어머님의 이야기이다.

　문진과정에서 남편에게 물어보니 자신은 아내를 위한 배려이지 절대로 사사로운 잔소리가 아니라고 강조했다. 외견상으로 보기엔 남편께서는 매우 친절하고 점잖은 이미지를 가지고 있었다. 하지만 선의의 마음으로 한 이러한 행동들이 그의 아내에게는 매우 큰 정신적 부담으로 다가오고 있었다는 것을 남편은 전혀 모르고 계셨던 것이다.

　사상체질 검진 결과 남편은 태음인, 부인은 소음인이었다. 부부는 예를 들자면 거실의 불 끄는 문제, 운동을 실내에서 할 것인지 아니면 밖에서 할 것인지 등 일상생활의 거의 모든 부분에서 부딪힌다고 했다. 이럴 때마다 부인은 남편에게 단 한 번이라도 자신을 배려해 줄 수 없느냐고 사정도 많이 해 보았지만 남편의 완고한 고집과 완벽주의적인 강박 성향을 도저히 바꿀 수 없었다고 했다.

　이처럼 스트레스의 누적으로 인한 억제형 화병을 호소하다가 의사에게 이야기를 털어두고는 이내 우시는 어머님들도 참 많다. 이렇게 누군가에게 자신의 속마음을 가감 없이 털어놓다 보면 감정에 북받쳐서 울기도 하고 또 이런 과정을 통해서 오랫동안 남몰래 누적되었던 내 마음의 병들이 치유되는 경우가 많다. 실제로 정신적인 건강을 잘 유지하려면 이러한 감정의 표출을 자유롭게 하는 것이 좋다. 이런 감정의 배출을 잘 하지 않기 때문에 몸에서 스트레스 호르몬이 나오고 이것이 두뇌의 기억의 회로를 닫아버리기 때문에 기억력저하, 인지기능저하 등의 치매 관련 증상들이 나타나게 된다.

기계적인 검사들을 통해서는 어머님의 치매 증상과 화병의 원인을 도저히 이해할 수 없었다. 그런데 이 경우는 우연히 아버님과의 관계를 상담하는 과정에서 해결의 실마리를 찾은 케이스이다. 아버님께도 치료를 위한 부인에 대한 행동의 지침을 처방해 드렸다. 그 행동지침이라는 것은 어머님은 지금 현재 교감신경이 극도로 항진되어 일촉즉발의 상태이므로 어머님이 싫어하는 언행을 일절 하시지 말라고 말씀드린 것이다. 내가 아버님께 어머님이 보는 앞에서 이렇게 이야기해 준 것을 어머님은 너무 통쾌하고 고맙다고 나에게 감사의 뜻을 전달해 주셨다. 이러한 상담의 과정이 이와 같은 스트레스의 누적으로 인한 자율신경계의 불균형을 해결하는 실마리가 되는 경우가 매우 많다.

진료실에 들어오실 때는 매우 화난 얼굴로 들어오셨던 어머님이 1시간여의 진료가 끝난 뒤에는 매우 환한 미소를 지으시면서 진료실 밖을 나가셨다.

성격 유형 테스트를 해보았더니 어머님은 16개의 성격 유형 중에서 스파크형ENFP형으로 나와서 스트레스를 불꽃처럼 폭발시켜서 터뜨려 주어야지 그냥 참고 담아두어서는 안 되는 성격이었다. 이것을 평생 억누르고 살아오다 보니 그게 쌓여서 자율신경계의 균형이 깨어지고 교감신경이 극도로 항진되어 대뇌의 활성도가 많이 떨어져서 경도인지장애를 거쳐 치매 초기의 단계로까지 발전했던 경우이다. 다행히 경도인지장애서 치매 초기로 넘어가는 비교적 초기단계에 내원하셨던 것은 조기발견, 조기치료의 좋은 계기가 될 수 있었다.

그 이후 약물 치료, 명상치료법, 음식처방, 생활습관처방, 운동법 처방을 잘 따라 지켜 주셔서 증상들이 일상생활에 지장이 없을 정도로 호전되어 치료 9개월 후에 부부가 웃으면서 손을 잡고 같이 진료실로 들어오셨다.

chapter 2

치매치료 우수극복사례 임상 케이스

CASE 1. 만 47세의 남성(충북)

병력	고혈압, 당뇨병, 알코올 의존성 높음, 단기기억장애, 시간 인지력 저하, 공간 인지력 저하, 상황 인지력 저하

치매체크리스트 증상	중풍체크리스트 증상
같은 날에 반복적인 질문을 한다. 약속을 잘 잊어버린다. 요일, 날짜, 월, 연도 개념 저하 낯선 장소에서 방향감각을 잃음 약을 먹어야할 때를 기억 못함	몸 한쪽이 갑자기 저린 적이 있다. 갑자기 발음이 어둔해진 적이 있다. 몸이 한쪽으로 자꾸 기우는 듯하다. 갑자기 심한 두통이 나타난다. 음주를 즐긴다.

치료 경과	
치료 12주차	음주 횟수 감소 두통이 감소하기 시작 방향감각 호전 대뇌활성도 호전(5단계→4단계)
치료 24주차	요일, 날짜, 월, 연도 등 시간개념 호전 반복적인 질문 감소 대뇌활성도 호전(4단계→3단계)
치료 36주차	약속을 잘 지킴 약을 혼자서 잘 챙겨 드심 대뇌활성도 호전(3단계→2단계)

CASE 2. 만 79세의 여성(부산)

병력	치매 가족력, 중풍 가족력 고혈압약, 당뇨약 복용 심장 스텐트 시술 받음 우울증, 불면증 증상 함께 있음

치매체크리스트 증상	중풍체크리스트 증상
자신이 사는 동네에서 길을 잃은 적이 있다(방향감각 저하). 성격이 변해서 고집스러워졌다. 같은 질문을 반복해서 한다. 이전에 잘 다루던 기구사용이 서툴러졌다. 놓아둔 물건을 찾지 못해 다른 사람을 의심한다.	중풍가족력 갑자기 발음이 어둔해졌다. 어지럼증이 자주 있다. 갑자기 손 감각이 둔해진 적이 있다. 몸이 한쪽으로 기우는 듯하다. 몸 한쪽이 갑자기 저리다. 혈액순환이 잘 안 된다.

치료 경과	
치료 12주차	물건 둔 곳을 기억하고 가족을 의심하는 일이 줄어듦 불면증이 호전됨 대뇌활성도 호전(5단계→4단계)
치료 24주차	혼자 집안일을 할 수 있게 됨 우울증 증상이 감소됨 어지럼증이 좋아지고 다리 저림 횟수가 줄어듦 전신 혈액순환이 호전 중임
치료 36주차	반복적인 질문이 많이 줄었다. 어눌해진 발음이 좋아졌다. 중풍 관련 증상들이 많이 호전됨 대뇌활성도 호전(4단계→3단계)

CASE 3. 만 69세의 여성(광주)

병력	어지럼증, 수족냉증, 만성피로 증후군, 고혈압, 당뇨병

치매체크리스트 증상	중풍체크리스트 증상
최근 일은 거의 기억을 못한다. 물건이나 사람 이름을 대기가 힘들어 자주 머뭇거린다. 전에 가 본 장소를 기억하지 못한다. 대화 중 내용이 이해되지 않아 반복해서 물어본다. 같은 질문을 반복해서 하는 경우가 자주 있다. 약속을 하고 자주 잊어버린다.	갑자기 반쪽 몸의 힘이 빠진다. 콜레스테롤 수치가 높다. 갑자기 손 감각이 둔해진 적이 있다. 피로를 자주 느낀다. 머리가 어지럽다. 혈액순환이 잘 안 된다.

치료 경과	
치료 12주차	어지러운 증상이 호전됨 머리가 좀 맑아졌다고 함 손발이 따뜻해지고, 다리근육이 당기는 증상 없어짐
치료 24주차	가족들이 환자의 기억력이 호전됨을 느낌 방향감각이 호전됨 피로감이 없어져 운동량, 활동량이 늘어남
치료 36주차	반복적인 질문이 줄었다. 최근 일들에 대한 기억력이 호전됨 우측 손 감각이 좋아지고 저린 증상이 없어짐 혼자 지내는 생활에 자신감이 생김

CASE 4. 만 64세의 남성(강원도)

병력	7년 전 강원도의 병원에서 알츠하이머성 치매 초기 진단 받음 최근에 서울의 병원에서 혈관성치매 초기 진단받음 고혈압, 당뇨약, 통풍약 복용 중

치매체크리스트 증상	중풍체크리스트 증상
시간개념, 방향감각 저하 집안에서 화장실을 못 찾아간다. 밤에 서성거린다. 화를 잘 내고, 물건이나 돈을 훔쳐갔다고 주위 사람을 의심한다. 상황에 맞게 혼자 옷을 골라 입지 못한다. 낯익은 사람을 잘 알아보지 못한다. 최근 일을 기억하지 못한다.	몸이 한쪽으로 자꾸 기우는 듯하다. 갑자기 머리가 어지러운 적이 있다. 갑자기 반쪽 눈이 침침해진 적이 있다. 피로감을 자주 느낀다.

치료 경과

치료 12주차	화내거나 의심하는 증상 감소됨 갑자기 반쪽 눈이 침침해지고, 어지러운 증상 없어짐
치료 24주차	혼자서 화장실 다님 밤에 서성거리는 증상 줄어듦 피로감이 줄어들고, 혼자 걷는 것이 수월해짐
치료 36주차	화내거나 의심하는 증상 호전됨 밤에 서성거리는 증상 호전됨 적외선 체열 검사 상 전반적인 혈액순환이 개선됨

CASE 5. 만 63세의 여성(전남)

병력	5년 전 알츠하이머 초-중기 치매 진단받음 불안장애, 우울증 최근에 혈관성치매 진단 받음, 중풍 위험도가 높은 상태 다리에 힘이 없어 혼자 걷기가 어렵다. 식사를 거의 못해 저체중, 기력저하

치매체크리스트 증상	중풍체크리스트 증상
시간, 날짜개념 저하 방향감각 저하로 길을 잃은 적이 있다. 이전에 다루던 기계사용을 못한다. 말수가 적어지고 언어장애가 생김 물건이나 사람 이름 대기가 힘들어 머뭇거린다. 물건 값을 계산 못함 최근 일을 기억 못한다. 가족이나 친구 이름을 혼동한다. 약속하고 잊어버린다. 같은 말을 반복하는 증상이 자주 있다.	균형 감각이 없어져 잘 넘어짐 갑자기 발음이 어둔해진 적이 있다. 혈액순환이 잘 안 된다. 몸 한쪽이 갑자기 저린 적이 있다. 갑자기 손 감각이 둔해진 적이 있다.

치료 경과	
치료 12주차	같은 날 반복적인 질문 횟수가 줄어듦 갑자기 발음이 어둔해지는 증상이 없어지고 몸의 한쪽이 저리는 증상이 감소함
치료 24주차	단기 기억력의 감소가 줄어듦 식사를 잘 해서 기력을 회복함
치료 36주차	말수가 적었는데 말에 힘이 생기고, 필요한 대화를 하는 편이다. 단기 기억력이 처음보다 호전됨 다리에 힘이 생기고 가족 도움 없이 혼자 걸어 다님

CASE 6. 만 75세의 남성(제주도)

병력	신경정신과에서 우울증으로 진단 받음 혈관성치매 위험과 중풍 위험도가 정상인보다 4배 높은 상태 당뇨약 복용 중

치매체크리스트 증상	중풍체크리스트 증상
시간, 날짜개념 저하 방향감각이 저하됨 혼자 대중교통을 이용해 목적지에 가기 힘들다. 약속하고 곧바로 잊어버림 했던 이야기를 반복하는 증상 자주 있음 물건이나 사람 이름 대기가 힘들어 머뭇거린다. 혼자 상황에 맞게 옷을 골라 입지 못한다.	몸이 한쪽으로 기우는 듯하다. 몸 한쪽이 갑자기 저린 적이 있다. 혈액순환이 잘 안 된다. 갑자기 반쪽 눈이 침침해 진적이 있다. 갑자기 손 감각이 둔해진 적이 있다. 갑자기 발음이 어둔해진 적이 있다. 갑자기 심한 두통이 나타난다.

치료 경과	
치료 12주차	우울증이 감소함 방향감각 저하 감소함 적외선 체열 검사에 전반적인 혈액순환이 호전됨
치료 24주차	시간, 날짜개념 저하 다소 호전됨 물건이나 사람이름 대는 것이 다소 호전됨 방향감각이 향상됨
치료 36주차	했던 이야기를 반복하는 증상 줄어듦 약속하고 잊어버리는 일이 줄어듦

CASE 7. 만 61세의 여성(서울)

병력	치매 가족력, 중풍 가족력, 중풍 과거력, 수족냉증, 갑상선 기능 저하증

치매체크리스트 증상	중풍체크리스트 증상
냄새를 잘 못 맡는다. 같은 날에 반복 질문을 자주 한다. 최근 스트레스로 건망증이 심해졌다. 자신이 사는 동네에서 길을 잃은 적이 있다. 낯선 장소에서 방향 감각을 잃은 적이 있다. 혼자서 대중교통을 이용할 수 없다. 성격이 변하여 화내는 일이 잦아짐	몸 한쪽이 갑자기 저린 적이 있다. 혈액순환이 잘 안 된다. 갑자기 반쪽 눈이 침침해짐 갑자기 반쪽 몸의 힘이 빠짐

치료 경과	
치료 12주차	건망증 횟수가 줄어듦 갑자기 반쪽 눈이 침침해지고 반쪽 몸의 힘이 빠지는 증상 감소함
치료 24주차	혼자서 대중교통 이용할 수 있다. 기억력, 인지력, 지남력 다소 호전
치료 36주차	환자와 보호자 간의 의사소통이 수월해짐 반복적인 질문이 많이 줄어듦 성격변화가 호전되어 화내는 일이 줄었다.

CASE 8. 만 49세의 여성(경북)

병력	갱년기장애, 우울증, 불안장애, 수족냉증, 복부냉증, 불면증

치매체크리스트 증상	중풍체크리스트 증상
같은 질문을 반복해서 한다. 예전에 비해 성격이 변해 남의 말을 듣지 않는다. 이전에 잘 다루던 기구사용이 서툴러졌다. 놓아둔 물건을 찾지 못해 다른 사람을 의심한다. 자신이 사는 동네에서 길을 잃은 적이 있다(방향감각 저하). 최근 일들에 대한 기억력이 저하되었다.	몸 한쪽이 갑자기 저리다. 갑자기 손 감각이 둔해진 적이 있다. 근육이나 피부가 당기는 듯하다. 피로를 자주 느낀다. 혈액순환이 잘 안 된다. 갑자기 발음이 어둔해졌다.

치료 경과	
치료 12주차	불면증이 호전됨 누워만 계셨는데 집안일을 조금씩 하신다. 전신 혈액순환이 호전됨
치료 24주차	남을 의심하는 일이 줄었다. 혼자 외출이나 가벼운 운동도 가능해짐 손발이 따뜻해지고, 다리 저림 횟수가 줄어듦
치료 36주차	반복적인 질문이 많이 줄었다. 물건 놓아둔 장소를 기억한다. 발음이 분명해져 대화에 어려움 없어짐 최근 일들에 대한 기억력이 호전됨

CASE 9. 만 91세의 남성(전북)

병력	식욕저하, 빈혈, 두부 손상력, 치매 가족력, 중풍 가족력, 흡연, 음주, 불면증

치매체크리스트 증상	중풍체크리스트 증상
시간, 날짜개념 저하 방향감각이 저하됨 단기기억장애 심함 약속하고 잊어버림 했던 이야기를 반복하는 증상이 심함 옷을 잘 갈아입으려 하지 않음 가끔씩 가족을 못 알아봄 대소변을 가끔 실수함	몸 한쪽이 갑자기 저린 적이 있다. 갑자기 반쪽 눈이 침침해진 적이 있다. 혈액순환이 잘 안 된다. 최근 자주 피로하다.

치료 경과	
치료 12주차	불면증이 다소 호전됨 피로감이 줄어듦
치료 24주차	전신혈액 순환장애 개선됨 중풍관련 증상들이 없어짐
치료 36주차	시간, 날짜 개념이 예전에 비해서 호전됨 단기기억력이 예전에 비해서 호전됨 반복적인 말 줄어듦 방향감각이 호전됨

CASE 10. 만 55세의 여성(경남)

병력	갱년기장애, 안면홍조, 수족냉증, 갑상선 기능 저하증, 불안장애, 우울증

치매체크리스트 증상	중풍체크리스트 증상
건망증이 심해짐 최근 일들에 대한 기억력 저하 자신이 사는 동네에서 길을 잃은 적이 있다(방향감각 저하). 같은 질문을 반복해서 한다. 성격의 변화(화를 자주 냄)	두통과 어지럼증이 자주 있다. 몸 한쪽이 갑자기 저리다. 갑자기 손 감각이 둔해진 적이 있다. 혈액순환이 잘 안 된다.

치료 경과	
치료 12주차	항상 맑지 않던 머리가 맑아짐 건망증이 다소 호전됨 대뇌활성도 호전(5단계→4단계)
치료 24주차	최근 일들에 대한 기억력이 다소 호전됨 반복적인 질문이 줄어듦 방향감각이 호전됨 어지럼증이 좋아지고 다리 저림 횟수가 줄어듦
치료 36주차	최근 일들에 대한 집중력과 기억력이 호전됨 반복적인 질문이 거의 없어짐 화를 내는 횟수가 줄어듦 대뇌활성도 호전(4단계→3단계)

CASE 11. 만 57세의 남성(대전)

병력	5년 전 뇌경색 병력, 대전의 병원에서 알츠하이머성 치매 진단받음 혈관성치매 증상도 있음, 중풍 위험도가 높은 상태, 혈압약 복용 기억력 저하, 지남력 저하

치매체크리스트 증상	중풍체크리스트 증상
시간, 날짜개념 저하 물건 값 계산을 못 한다. 물건이나 사람이름 대기가 힘들어 머뭇거린다. 이전에 다루던 기계를 사용하지 못한다. 과거 일은 기억하지만 최근 일은 거의 기억을 못한다. 예전에 비해 성격이 더 급해지고 화를 잘 낸다. 했던 이야기를 반복하는 증상이 자주 있다. 대화 중 내용이 이해되지 않아 반복해서 물어본다. 약속을 하고 잊어버린다.	갑자기 반쪽 눈이 침침해진 적이 있다. 갑자기 발음이 어둔해진 적이 있다. 몸 한쪽이 갑자기 저린 적이 있다. 혈액순환이 잘 안 된다. 갑자기 손 감각이 둔해진 적이 있다. 갑자기 심한 두통이 나타난다.

치료 경과	
치료 12주차	시간, 날짜 개념이 다소 호전됨 갑자기 반쪽 눈이 침침해지고 반쪽 몸의 힘이 빠지는 증상 없어짐
치료 24주차	반복적인 질문이 줄어듦 두통, 발음이 어둔해진 것과 몸의 저림 증상, 어지러움 증상 호전됨
치료 36주차	가족 간의 의사소통이 수월해짐 단기 기억력이 호전되고, 머리가 맑아졌다고 함 성격변화가 호전되어 배우자에게 화내는 일이 줄었다.

CASE 12. 만 84세의 여성(경기도)

병력	20년 이상 혈압약 , 당뇨약 복용 중 정상인보다 혈관성치매와 중풍 위험도가 4~5배 높은 상태 단기 기억력 저하 시간, 공간, 상황 인지력 저하

치매체크리스트 증상	중풍체크리스트 증상
시간, 날짜 개념 저하 최근 일을 기억하지 못한다. 약속을 하고 잊어버림 했던 이야기를 반복하는 증상이 자주 있음 대화 중 내용이 이해되지 않아 반복해서 물어본다. 물건이나 사람 이름 대기가 힘들어 머뭇거린다. 물건 값 계산을 못함	갑자기 발음이 어둔해진 적이 있다. 몸 한쪽이 갑자기 저린 적이 있다. 혈액순환이 잘 안 된다. 갑자기 반쪽 눈이 침침해진 적이 있다.

치료 경과	
치료 12주차	같은 날 반복적인 질문 횟수가 줄어듦 약속을 하고 잊어버리는 횟수가 줄어듦 대뇌활성도 호전(5단계→4단계)
치료 24주차	시간, 날짜 개념 다소 호전됨 물건이나 사람 이름을 대는 것이 수월해짐
치료 36주차	단기 기억력이 호전됨 시간, 공간, 상황 인지력이 향상됨 대뇌활성도 호전(4단계→3단계)

CASE 13. 만 83세의 남성(대구)

병력	단기 기억장애, 공간 인지력 저하, 상황 인지력 저하
	고혈압, 당뇨약 복용
	수족냉증, 불안장애, 우울증

치매체크리스트 증상	중풍체크리스트 증상
낯익은 사람을 잘 알아보지 못 한다.	말이 어둔해졌다.
늘 사용하던 가정용품의 사용이 서툴러졌다.	갑자기 머리가 어지러운 적이 있다.
자신이 사는 동네에서 길을 잃은 적이 있다.	몸 한쪽의 감각이 둔해졌다.
예전보다 고집이 더 세지고, 급해지고 성격이 변했	전신의 혈액순환이 잘 안 된다.
다(화를 자주 냄).	몸 한쪽이 갑자기 저린 적이 있다.

치료 경과	
치료 12주차	화내는 횟수가 줄고, 마음이 편안해짐
	손발이 따뜻해지고, 우측다리가 걷기가 수월해짐
치료 24주차	성격이 온순해짐
	공간 인지력이 호전됨
	적외선 체열 검사 상 전반적인 혈액순환 개선으로 중풍위험도 점수가
	내려감
치료 36주차	낯익은 사람을 잘 알아봄
	가정용품의 사용을 잘 하게 됨
	상황 인지력이 향상됨

CASE 14. 만 93세의 여성(전남)

병력	만성피로 증후군, 치매 가족력, 중풍 가족력, 억제형 화병, 불안장애, 수족냉증, 불면증

치매체크리스트 증상	중풍체크리스트 증상
했던 이야기를 반복하는 증상 자주 있음 혼자서 약을 챙겨먹지 못한다(약 먹는 시간을 잊어버림). 시간, 날짜 개념 저하 익숙한 환경에서도 방향감각이 저하됨 최근에 일어난 일들에 대한 기억력 저하 장기 기억은 비교적 보존되어 있음	중풍가족력(친정어머니) 어지럼증이 자주 있다. 최근 자주 피로하다. 몸 한쪽이 갑자기 저린 적이 있다. 갑자기 반쪽 눈이 침침해진 적이 있다.

치료 경과	
치료 12주차	불면증이 호전되면서 피로감이 줄어듦 화병이 좋아지고 스트레스 지수가 낮아짐
치료 24주차	시간, 날짜 개념이 좋아짐 자율신경계 균형점수가 호전됨 익숙한 환경에서의 방향감각이 호전됨 중풍관련 증상들이 호전됨
치료 36주차	기억력 호전으로 혼자 약을 챙겨먹을 수 있다. 최근 일들에 대한 기억력이 좋아짐 했던 이야기를 반복하는 증상이 줄어듦

CASE 15. 만 70세의 여성(충남)

병력	고혈압, 당뇨병, 안면신경마비 과거병력, 퇴행성 관절염 정상인보다 혈관성치매와 중풍 위험도가 3-4배 높은 상태 기억력 저하, 지남력 저하, 중풍위험도 높음

치매체크리스트 증상	중풍체크리스트 증상
시간, 날짜 개념 저하 길을 잃고 헤맨 적이 있다. 혼자 대중교통을 이용하여 목적지에 가기 힘들다. 예전에 비해 성격이 변했다. 같은 날 반복적인 질문을 한다. 약속하고 잊어버린다. 물건이나 사람이름 대기가 힘들어 머뭇거린다.	갑자기 반쪽 눈이 침침해진 적이 있다. 갑자기 반쪽 몸의 힘이 빠진다. 몸 한쪽이 갑자기 저린 적이 있다. 갑자기 손 감각이 둔해진 적이 있다. 몸이 한쪽으로 자꾸 기우는 듯하다. 혈액순환이 잘 안 된다. 갑자기 발음이 어둔해진 적이 있다. 갑자기 심한 두통이 나타난다.

치료 경과	
치료 12주차	같은 날 반복적인 질문 횟수가 줄어듦 갑자기 반쪽 눈이 침침해지고 반쪽 몸의 힘이 빠지는 증상 없어짐
치료 24주차	혼자서 대중교통 이용할 수 있다. 몸의 저림 증상 호전됨 두통이나 발음이 어둔해진 것이 호전됨
치료 36주차	단기기억력, 상황 인지력, 지남력 다소 호전 물건을 놓아둔 걸 찾지 못하는 일은 가끔 있음

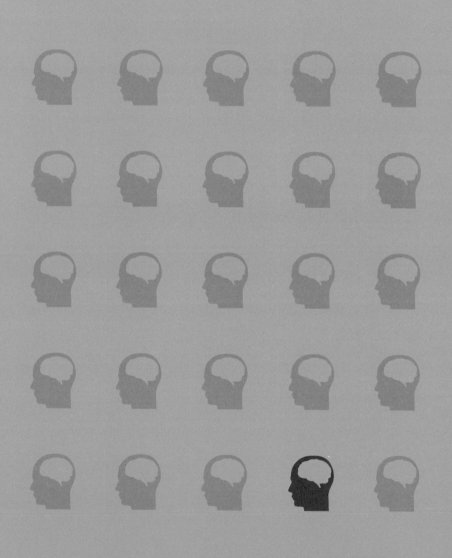

노력하는 뇌는 잠들지 않는다

가족 중에 누군가가 치매에 걸리게 되면 "왜 하필 우리 가족에게 치매가?"라고 생각하게 되고 이는 어쩌면 인간이라면 할 수 있는 당연한 원망일 수 있다. 정말로 열심히 일하고 성실하게 노력해서 이제 좀 재미있게 살만한데 치매가 덜컥 찾아오는 경우가 많기 때문이다. 연령대별로 보더라도 사회적으로 가장 안정되는 시기인 50대 이후에 치매가 많이 발병한다. 이것을 바라보는 가족들의 입장도 난감하기는 마찬가지이다. 그러나 무조건 절망하고 낙담할 필요는 없다. 치매는 원래 갑자기 발생하여 사망으로 이르게 하는 급작스러운 병이 아니다. 따라서 향후의 대책도 세울 수 있다. 적절한 치료를 병행하여 몸을 서서히 대응하게 만들어 나갈 수 있다. 앞만 보고 정신없이 달려온 내 인생을 되돌아볼 수 있는 좋은 기회일 수도 있다고 내 마음과 몸을 달랠 필요가 있다.

평탄하던 인생길에서 가족 중의 누군가가 치매와 같은 암보다도 무서운 병을 만나게 되면 사람들은 이를 계기로 죽음과 인생에 대한 새로운 생각을 하게 된다. 오히려 앞만 보고 달리던 인생길을 찬찬히 관조할 수 있는 여유도 생길 수 있다. 아니 더 나아가 전화위복의 계기로 삼을 수 있다. 치매에 걸린 환자를 보살피는 과정 중에서 내 몸에 대한 연구를 나 스스로 하게 되고 내 몸의 건강이 얼마나 소중한지, 가족이 얼마나 나에게 소중한지 등을 되돌아볼 수 있게 된다.

누차 말하지만 가족 중에 누군가가 치매가 왔다고 해서 가족들이 절망하거나 낙담해 있으면 회복에 전혀 도움이 되지 않는다. 태풍이 왔다고 해서 우리들 모두가 인생을 포기하지는 않는다. 복구를 위해서 전 국민들이 각자 자신의 위치에서 최선의 노력으로 극복해내는 것 또한 사람이기에 가능한 것이다.

치매가 왔더라도 전 가족이 서로 자신의 일처럼 마음 아파하고 서로가 할 수 있는 조금씩의 도움이라도 기꺼이 내놓으려고 한다면 치매를 극복하는 데 많은 도움이 된다. 아니 이번 일을 계기로 중풍과 같은 다른 뇌혈관 질환을 예방하는 전화위복의 계기가 될 수도 있다. 어떤 상황에서도 희망을 버려서는 안 된다.

당황하지 말고, 영혼적 뇌와 신체적 뇌의 균형을 이루도록 하는 영뇌 건강법을 토대로 영뇌 명상치료법, 영뇌 음식식생활, 영뇌 습관긍정적인 생활습관, 영뇌 운동법의 실천을 토대로 한 치료의 75% 정도를 차지하는 '자가치유능력Self-care'의 향상을 통해 치매 환자가 회복되는 것을 도우면서 가족 모두가 이번 기회에 건강에 대해 다시 한 번 돌아보는 계기로 삼자. 이제 치매는 공포와 두려움의 대상으로만 인식하여 미리 걱정하고 비관하지 말고, 긍정적인 마음으로 치매를 친구같이 여기고 동행동반자의 개념으로 생각할 필요가 있다. 항상 강조하지만 치매, 중풍과 같은 위중한 질병을 이겨내기 위해서는 "긍정이 힘이 병을 물리친다.", "노력하는 뇌는 잠들지 않는다."는 생각을 항상 마음속에 간직하고 있어야 한다.

처음에는 환자를 돌보면서 말을 조심해서 하다가 일정 기간이 지나도 회복이 느려지게 되면 치료를 포기하는 듯한 말을 은연중에 서로 하게 된다. 그런데 이런 말들을 환자가 바로 앞에 있는 곳에서 하게 되면 환자는 머릿속의 잠재의식 속에 '이제 나는 영영 회복이 불가능하구나!'라고 하는 부정적인 파일file을 만들게 된다. 그러다가 혹시 컨디션이 좋지 못할 때 또는 몸이 말을 안 들을 때 그 파일을 꺼내서 다시 회복이 불가능하다는 생각을 한층 더 하게 된다. 이런 식의 상황이 되풀이되다 보면 정말로 회복이 더딜 수밖에 없다. 환자가 듣지 못하는 것 같지만 환자는 가족들의 표정 하나, 음성 하나를 비롯한 일거수일투족에 24시간 촉각을 곤두세우고 있다고 보아야 한다. 가족들의 마음을 환자는 본능적으로 몸으로 다 느낀다. 어쩌면 이 세상에서 가장 믿고 의지하는 가족들의 입에서 나오는 치료를 포기하는 이야기는 환자들에게 매우 큰 상처가 될 수 있다. 가족들이 무의식중에 속삭이는 작은 말을 환자는 크게 인식하며 뇌 속의 깊은 저장고에 컴퓨터 파일처럼 간직해 둔다.

나는 이 파일들을 삭제키를 사용할 수 있다면 다 지우고 싶다. 일체의 부정적인 말들로 만들어진 부정적인 파일들을 가족들과 환자의 뇌 속으로부터 완전히 지우고 싶다.

무한한 긍정의 메시지들을 자주 들려주고 반복해서 일러 주어 환자의 뇌 속에 긍정적인 내용의 파일들만 가득 차 있도록 해야 한다. 그래서 조금이라도 몸에 좋은 반응이 오면 그 즉시 그 파일을 열어서 "아, 그래. 맞아. 이렇게 좋아지는구나!", "이제는 자신이 있어."라고 느낄 수 있도록 해 주어야 한다는 이야기이다.

전 세계적으로 이제 치매는 개인의 질병이 아닌 사회적, 국가적 질병으로 인식되고 있다. 현재 우리나라도 사회적, 국가적으로 다양한 치매 환자를 위한 시스템이 지역사회를 중심으로 구축되고 있다. 가족 중에 누군가가 치매에 걸렸을 때 두려움과 공포를 갖기보다는 가족과 사회의 적극적인 도움을 통해 치매 환자를 치료할 수 있는 방법을 모색해야 한다. 특히 치매는 정신적 질병으로 노인성 우울증과 연관이 높다. 가족, 친구, 지역사회와의 교류가 적은 노인들의 우울감이 높아지고 이는 치매의 발병을 높이는 중요한 원인이 되고 있다. 따라서 치매를 근본적으로 예방하고 치료하기 위해서는 치매 환자를 소외시키고 격리시키지 말고 사회의 일원으로 받아들이는 자세가 필요하다.

이 과정에서 무엇보다 가족들의 무조건적인 사랑과 정신적 격려 그리고 지지가 중요하다. 치매 환자에 대한 가족들의 이해와 사랑이 치매 환자에게는 매우 중요한 정신적 치료가 되고 있다는 것을 절대로 잊어서는 안 될 것이다.

자연계의 태풍도 예고 없이 우리를 공격해서 모든 사람들을 곤경에 빠뜨리듯이 치매도 예고 없이 찾아오며 여러 사람의 인생을 힘들게 만든다. 그리고 그 후유증은 더 크게 남게 된다. 이럴 때일수록 더 가족들이 한마음으로 똘똘 뭉쳐서 반드시 이겨내야 한다. 그리고 이렇게 꾸준하게 노력하다 보면 반드시 희망적 치료가 보일 수 있다는 것을 굳게 믿고 실천하는 자세가 중요하다. 그러기 위해서는 우리 몸의 자가치유능력자연치유력을 극대화하는 방향으로 모든 노력을 기울이는 것이 필요하다. 우리 스스로가 주도적으로 치매를 지배하여 우리의 몸을 지켜낼 것인가라는 마음 자세에 따라 향후 치매 치료의 방향이 결정될 수 있다.

끝으로 치매를 통해 얻을 수 있는 교훈은 "내 몸은 역시 건강할 때 내 스스로 지켜야 한다."는 것이다. 건강할 때 지키지 못하면 그 몸은 이미 내 몸이 아니라고 볼 수 있다. 건강할 때는 나 스스로 내 몸을 지키고 조절해 갈 수 있다. 따라서 치매와 같은 생활습관병이 오기 전에 미리 명상치료법, 평소의 올바른 식습관, 생활습관, 운동법 등을 잘 정립하여 이를 반드시 실천하는 자세가 매우 중요하다. 그리고 치매가 설령 왔다고 하더라도 다시 회복되어 더 건강해질 수 있는 기회는 있을 수 있다는 희망적 사실을 오늘도 고통 받고 있는 전국의 모든 치매 환자와 가족들이 알아주었으면 한다.

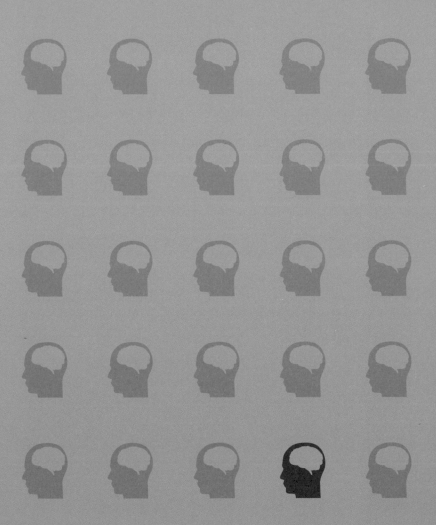

부록

국제학술대회 치매치료(영뇌건강법) 발표 논문
하버드대학교 의과대학 명상치료법 Training Diary

국제학술대회 치매치료[영뇌건강법] 발표 논문

　다음 논문은 필자가 통합의학의 세계적인 석학인 미국 하버드대학교 의과대학의 피터 웨인Peter M. Wayne 교수와 시스템 생물학의 세계적 대가인 영국 옥스퍼드대학교의 데니스 노블Denis Noble 교수 등이 참석하는 국제학술대회ICCMR 2015에서 발표한 것으로 치매 치료에 있어서 한약과 명상치료법을 결합한 '영뇌건강법'의 효과를 객관적으로 연구하여 국제적으로 그 효과를 입증한 의의가 있다. 참고의 편의를 위해 필자가 학술대회에서 발표한 원발표논문영문과 한글번역논문한글을 같이 신고자 한다. 핵심 내용은 영뇌건강법에서 강조한 것과 같이 명상치료법과 한약 치료를 병행함으로써 영혼적 뇌와 신체적 뇌의 병행 치료를 통해 치매 관련 증상들의 회복이 보다 더 빠르게 나타남을 밝혀낸 것이다.

Synergistic Effects of Herbal Medicine and Meditation on Dementia

Joohong Park, K.M.D., Ph.D., M.P.H.

Clinical Professor and Ph.D. at Kyunghee University College of Korean Medicine
Ph.D. at Seoul National University College of Medicine
M.P.H. at Seoul National University Graduate School of Public Health
President of KyungheeSeoul Korean Hospital

Purpose

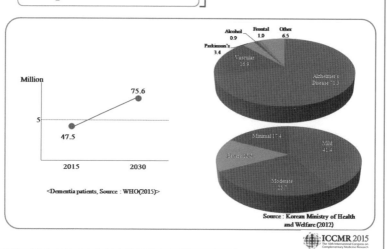

Million

75.6

5

47.5

2015   2030

<Dementia patients, Source : WHO(2015)>

Source : Korean Ministry of Health and Welfare (2012)

Purpose

● Medicinal Approach for the treatment of dementia

 - Drug treatments provide temporary treatment rather than improving dementia and they are highly vulnerable to side effects.

 (Teri et al., 2000; Jelic et al., 2003)

● Non-medicinal Approach for the treatment of dementia

 - Non-pharmacological therapy is used to minimize side effects of medicinal appraches

 (Ballard et al., 2011; Olazarán et al., 2011; Takeda et al., 2012).

 - The American Psychiatric Association (2007): recommends behavior-oriented approach, stimulation-oriented approach, emotion-oriented approach and cognitive-oriented approach for dementia senior citizens.

Purpose

- Herbal Medicine

  - Herbal Medicine for dementia has been used for a long time in Oriental Medicine since Hua Tuo (華陀, 145 ~ 208) named dementia for the first time.

  - ANGELICAE GIGANTIS RADIX(Kim et al., 2011), ATRACTYLODIS MACROCEPHALAE RHIZOMA(Kim et al., 2006), GINSENG RADIX(Han et al., 2006/2007; Kang et al., 2013): reported to be effective in reducing Dementia related symptoms.

  > Is the combination of Herbal Medicine and Meditation an effective treatment for Dementia ?

- Meditation Treatment (Benson et al., 2011)

  - A type of emotional-oriented apporach, cited as an effective method to stabilize emotions in Dementia patients (WHO: 2015)

 ICCMR 2015

Method

- 60 Subjects: All over 60 years-old and suffering from MCI

Herbal Medicine		Herbal Medicine+ Meditation	
Male (11)	Female (19)	Male (10)	Female (20)
67.3±5.8	69.7±6.5	69.8±4.0	70.4±7.7

- Herbal Medicine: Customized based on the constitution of patients

- The Meditation Tool(from U.S.A): 25 minutes, translated into Korean.

 ICCMR 2015

Method

- **BioMed** (BMC-Geriatrics)
  - 21 Questions: scored using 0/1/2
  - Over 15 points suggests AD, 5~14 Points suggest aMCI
- **KDSQ** (Korean Dementia Screening Questionnaire)
  - Designed to measure memory, linguistic skill and 15 other categories
  - Over 6 points suggests Dementia
- **AMNESIA** (Self-diagnosis Checklist to evaluate Amnesia)
  - 20 Questions
  - 7~14 points: high-risk of forgetfulness
  - Over 15 points: suggests severe Amnesia
- **VaD** (Self-diagnosis Checklist for Vascular Dementia)
  - Over 70 points: high risk of having VaD
  - 50~70 points: at risk of having VaD

Result

BioMed Range of Scores

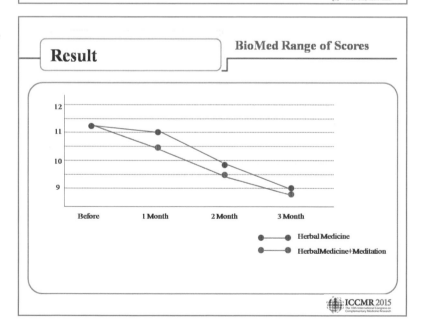

Herbal Medicine
HerbalMedicine+Meditation

Result

	Herbal Medicine	Herbal Medicine +Meditation	t	ANCOVA
Before	11.2±1.85	11.3±1.88	-.208	
1month	11.1±1.49	10.3±1.68	2.030*	27.743***
2month	9.9±1.36	9.5±1.64	1.115	8.094**
3month	8.9±1.45	8.8±1.61	.253	.801

***p<.001, **p<.01, *p<.05

Result

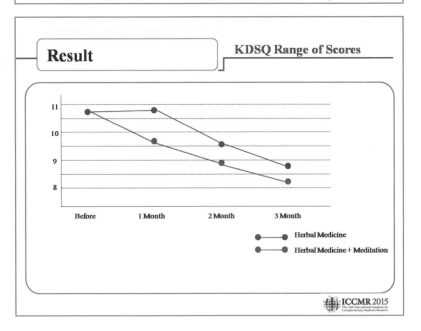

Result

KDSQ Range of Scores

	Herbal Medicine	Herbal Medicine + Meditation	t	ANCOVA
Before	10.1±2.45	10.7±2.15	-.953	
1month	10.2±2.71	9.8±2.45	.596	37.292***
2month	9.2±2.62	9.1±2.54	.350	12.491**
3month	8.4±2.71	8.6±2.70	.193	9.718**

***p<.001, **p<.01, *p<.05

Result

AMNESIA Range of Scores

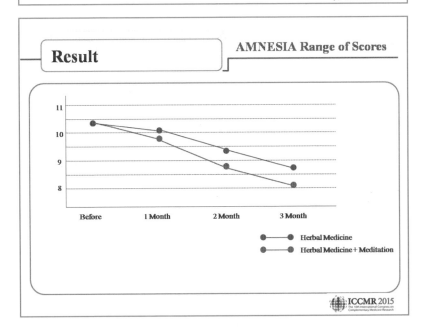

Result

	Herbal Medicine	Herbal Medicine+ Meditation	t	ANCOVA
Before	9.7±2.21	10.9±2.32	-2.051*	
1month	9.4±2.08	10.2±2.22	-1.439	5.095*
2month	8.8±1.91	9.2±2.13	-.895	9.904**
3month	8.2±2.07	8.5±2.01	-.779	8.596**

**p<.01, *p<.05

ICCMR 2015
The 10th International Congress on
Complementary Medicine Research

Result

VaD Range of Scores

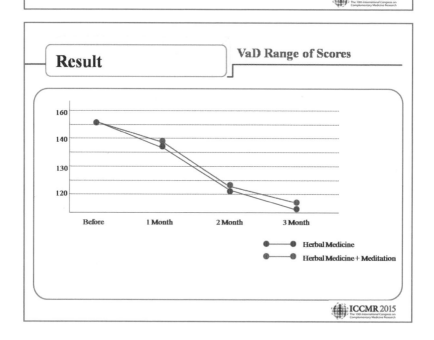

Herbal Medicine
Herbal Medicine + Meditation

ICCMR 2015
The 10th International Congress on
Complementary Medicine Research

Result

VaD Range of Scores

	Herbal Medicine	Herbal Medicine + Meditation	t	ANCOVA
Before	156.8±66.75	148.8±58.35	.494	
1month	141.5±58.78	136.7±54.18	.331	.659
2month	124.3±53.40	119.8±52.27	.330	.650
3month	118.0±53.83	114.5±49.35	.514	.563

Conclusion

- The results of BioMed, KDSQ, AMNESIA showed a big difference between the two groups in the AMNESIA scores.
- The Herbal Medicine and Meditation group showed improvement after 1 month in the BioMed, KDSQ , however, the Herbal Medicine showed improvement after 2 months.
- No synergistic effects of the two treatments were shown in the VaD.

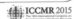

Conclusion

→ The improvement of memory in the Herbal Medicine and Meditation group starts earlier than that of the Herbal Medicine Group.

→ The effects of the Herbal Medicine rapidly increases after 2 months but after 3 months there is no significant difference in BioMed.

ICCMR 2015
The 10th International Congress on
Complementary Medicine Research

Conclusion

● This study shows that Meditation treatment helps to amplify the effects of Herbal Medicine in early stages of Dementia related symptoms.

● Individually, Herbal Medicine and Meditation treatment do not show instant improvement but together, as a combined treatment, it is much more effective in reducing early stages of Dementia related symptoms.

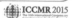
ICCMR 2015
The 10th International Congress on
Complementary Medicine Research

Conclusion

- The limitations of this study was that it was conducted on out-patients.

- The Mediation treatment was done freely depending on the patients and/or there caregivers, therefore, the effect of Mediation Treatment may be lower than in an controlled environment.

- A long-term follow-up study is needed.

- Research on the changes of physiological variables are also needed.

한약과 명상치료의
치매관련증상 복합효과 연구

한의학박사·의학박사·보건학석사
박주홍
(경희서울한의원장)

Purpose

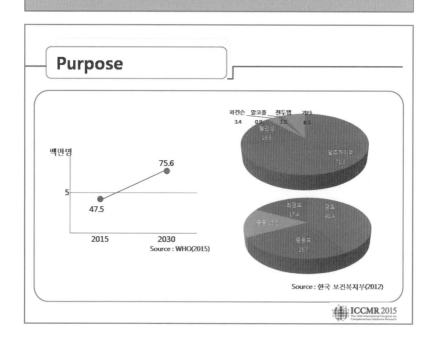

Source : WHO(2015)

Source : 한국 보건복지부(2012)

ICCMR 2015
The 10th International Congress on
Complementary Medicine Research

Purpose

- 약물적 접근(서양의학의 약물)
  - 치매 자체의 호전을 위한 목적 보다는 이상 행동 등에 대한 일시적인 치료법으로 사용되는 경우가 많고 부작용에 대한 위험성도 높다(Teri et al., 2000; Jelic et al., 2003)
- 비약물적 접근
  - 장기적인 약물 복용으로 인해 생기는 다양한 부작용의 위험성과 치료효과의 한계를 가지는 약물요법을 보완할 수 있음(Ballard et al., 2011; Olazarán et al., 2011; Takeda et al., 2012)
  - American Psychiatric Association(2007)은 행동중심 접근법, 자극중심 접근법, 정서중심 접근법, 인지중심 접근법을 권고

Purpose

- 한약
  - 동양의학에서는 옛날부터 치매에 약물요법을 적용 : 한대(漢代)에 이르러 화타(華陀, 145~208년)가 처음으로 치매(痴呆)라 이름 하기 시작함.
  - 당귀(Kim et al., 2011), 백출(Kim et al., 2006), 인삼(han et al, 2006/2007; Kang et al., 2013) 등은 임상적으로 치매치료의 효과가 입증 됨

  > 한약과 비약물적 방법을 동시에 적용하여 기억력감퇴, 인지기능저하 등 치매 관련 증상의 호전을 증가시킬 수 있는가?

- 명상이완요법(Benson et al., 2011)
  - 정서중심 접근법의 하나로서 WHO(2015)가 권고하는 치매의 정서적 안정의 효과적인 방법

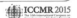

Method

- 60세 이상의 기억력감퇴 및 인지기능저하 환자를 대상으로 연구

한약		한약+명상	
남(11)	여(19)	남(10)	여(20)
67.3±5.8	69.7±6.5	69.8±4.0	70.4±7.7

- 한약은 환자의 체질에 따라 복합비율을 달리하고, 추가 약제를 처방

- 이완명상요법은 미국에서 연구, 개발된 25분 분량의 오디오파일을 번역한 후 전문가의 더빙을 거쳐 CD로 배포

Method

- BioMed (BMC-Geriatrics)
  - 21개 질문을 0, 1, 2점으로 채점하여 15점 이상은 알츠하이머성 치매, 5~14점은 기억성 경도인지장애로 분류
- KDSQ(Korean Dementia Screening Questionnaire)
  - 기억력, 언어능력, 기타 인지기능 15개 항목을 측정하여 6개 이상에 해당되면 치매의심군으로 분류
- AMNESIA(건망증 측정도구)
  - 20개 문항 중 7~14개에 해당하면 건망증 위험군, 15개 이상이면 병원치료가 필요
- VaD(혈관성 치매 측정도구)
  - 70점 이상이면 혈관성 치매 위험도가 매우 높음, 50~70점 사이는 주의군

Result

BioMed 점수 변화

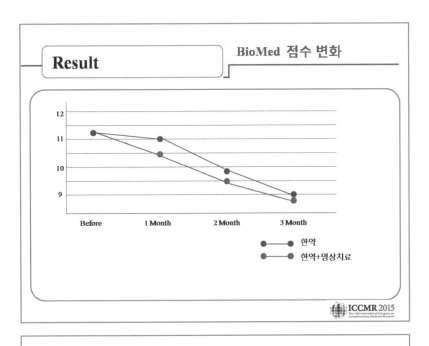

한약
한약+명상치료

Result

BioMed 점수 변화

	한약	한약+명상치료	t	ANCOVA
Before	11.2±1.85	11.3±1.88	-.208	
1month	11.1±1.49	10.3±1.68	2.030*	27.743***
2month	9.9±1.36	9.5±1.64	1.115	8.094**
3month	8.9±1.45	8.8±1.61	.253	.801

***p<.001, **p<.01, *p<.05

Result

KDSQ 점수 변화

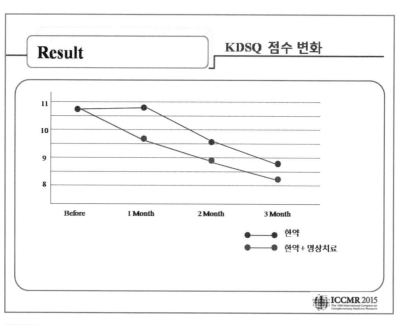

	한약	한약 + 명상치료	t	ANCOVA
Before	10.1±2.45	10.7±2.15	-.953	
1month	10.2±2.71	9.8±2.45	.596	37.292***
2month	9.2±2.62	9.1±2.54	.350	12.491**
3month	8.4±2.71	8.6±2.70	.193	9.718**

***p<.001, **p<.01, *p<.05

ICCMR 2015
The 10th International Congress on
Complementary Medicine Research

Result

AMNESIA 점수 변화

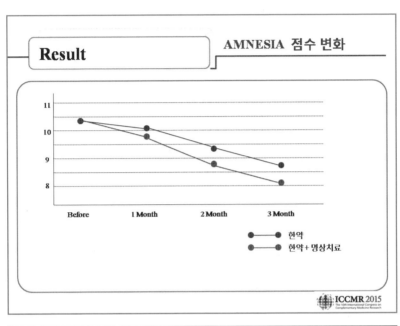

● ━━━ 한약
● ━━━ 한약 + 명상치료

Result

AMNESIA 점수 변화

	한약	한약+ 명상치료	t	ANCOVA
Before	9.7±2.21	10.9±2.32	-2.051*	
1month	9.4±2.08	10.2±2.22	-1.439	5.095*
2month	8.8±1.91	9.2±2.13	-.895	9.904**
3month	8.2±2.07	8.5±2.01	-.779	8.596**

**$p<.01$, *$p<.05$

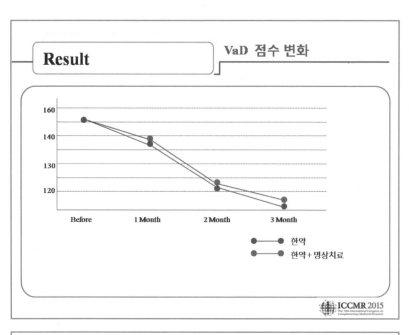

Result — VaD 점수 변화

	한약	한약 + 명상치료	t	ANCOVA
Before	156.8±66.75	148.8±58.35	.494	
1month	141.5±58.78	136.7±54.18	.331	.659
2month	124.3±53.40	119.8±52.27	.330	.650
3month	118.0±53.83	114.5±49.35	.514	.563

Conclusion

- BioMed, KDSQ, AMNESIA 의 변화를 보면 AMNESIA의 변화에서 한약과 한약+명상집단의 차이가 크게 나타남.
- 한약+명상집단은 1개월 시점부터 BioMed, KDSQ 변화가 나타나지만 한약집단은 2개월 시점부터 변화가 나타남.

   → 기억력 개선 등의 효과가 초기에 나타나면서 한약+명상집단의 호전은 한약집단에 비해 빠르게 시작됨
   → 한약은 2개월 이후 효과의 크기가 커지고 3개월 시점에는 BioMed에서 차이가 없어지게 됨

Conclusion

- 명상치료는 치료 초기 한약의 효과를 극대화 할 수 있는 방법으로 볼 수 있음
- 한약과 명상치료를 복합적으로 적용할 경우 효과가 초기에 나타나기 때문에 치매 치료에서 효과적으로 사용될 수 있음

하버드대학교 의과대학 명상치료법 Training Diary

4주	들은 날짜	들은 시간	집중의 정도					표기
			1	2	3	4	5	
1일	월 일		1	2	3	4	5	본인/보호자
2일	월 일		1	2	3	4	5	본인/보호자
3일	월 일		1	2	3	4	5	본인/보호자
4일	월 일		1	2	3	4	5	본인/보호자
5일	월 일		1	2	3	4	5	본인/보호자
6일	월 일		1	2	3	4	5	본인/보호자
7일	월 일		1	2	3	4	5	본인/보호자
8일	월 일		1	2	3	4	5	본인/보호자
9일	월 일		1	2	3	4	5	본인/보호자
10일	월 일		1	2	3	4	5	본인/보호자
11일	월 일		1	2	3	4	5	본인/보호자
12일	월 일		1	2	3	4	5	본인/보호자
13일	월 일		1	2	3	4	5	본인/보호자
14일	월 일		1	2	3	4	5	본인/보호자
15일	월 일		1	2	3	4	5	본인/보호자
16일	월 일		1	2	3	4	5	본인/보호자
17일	월 일		1	2	3	4	5	본인/보호자
18일	월 일		1	2	3	4	5	본인/보호자
19일	월 일		1	2	3	4	5	본인/보호자
20일	월 일		1	2	3	4	5	본인/보호자
21일	월 일		1	2	3	4	5	본인/보호자
22일	월 일		1	2	3	4	5	본인/보호자
23일	월 일		1	2	3	4	5	본인/보호자
24일	월 일		1	2	3	4	5	본인/보호자
25일	월 일		1	2	3	4	5	본인/보호자
26일	월 일		1	2	3	4	5	본인/보호자
27일	월 일		1	2	3	4	5	본인/보호자
28일	월 일		1	2	3	4	5	본인/보호자

	들은 후 마음이 편안해졌다				표기
	1	2	3	4	
	1	2	3	4	본인/보호자
	1	2	3	4	본인/보호자
	1	2	3	4	본인/보호자
	1	2	3	4	본인/보호자
	1	2	3	4	본인/보호자
	1	2	3	4	본인/보호자
	1	2	3	4	본인/보호자
	1	2	3	4	본인/보호자
	1	2	3	4	본인/보호자
	1	2	3	4	본인/보호자
	1	2	3	4	본인/보호자
	1	2	3	4	본인/보호자
	1	2	3	4	본인/보호자
	1	2	3	4	본인/보호자
	1	2	3	4	본인/보호자
	1	2	3	4	본인/보호자
	1	2	3	4	본인/보호자
	1	2	3	4	본인/보호자
	1	2	3	4	본인/보호자
	1	2	3	4	본인/보호자
	1	2	3	4	본인/보호자
	1	2	3	4	본인/보호자
	1	2	3	4	본인/보호자
	1	2	3	4	본인/보호자
	1	2	3	4	본인/보호자
	1	2	3	4	본인/보호자

MEMO

◈ 집중의 정도
1 (잘 집중 못함)
2 (비교적 집중 못함)
3 (보통)
4 (비교적 잘 집중함)
5 (아주 잘 집중함)

◈ 들은 후 마음이 편안해졌다
1 (거의 차이가 없다)
2 (보통이다)
3 (많이 편안해졌다)
4 (아주 편안해졌다)

하버드대학교 의과대학 명상치료법 Training Diary

8주	들은 날짜	들은 시간	집중의 정도					표기	
			1	2	3	4	5		
1일	월 일		1	2	3	4	5	본인/보호자	
2일	월 일		1	2	3	4	5	본인/보호자	
3일	월 일		1	2	3	4	5	본인/보호자	
4일	월 일		1	2	3	4	5	본인/보호자	
5일	월 일		1	2	3	4	5	본인/보호자	
6일	월 일		1	2	3	4	5	본인/보호자	
7일	월 일		1	2	3	4	5	본인/보호자	
8일	월 일		1	2	3	4	5	본인/보호자	
9일	월 일		1	2	3	4	5	본인/보호자	
10일	월 일		1	2	3	4	5	본인/보호자	
11일	월 일		1	2	3	4	5	본인/보호자	
12일	월 일		1	2	3	4	5	본인/보호자	
13일	월 일		1	2	3	4	5	본인/보호자	
14일	월 일		1	2	3	4	5	본인/보호자	
15일	월 일		1	2	3	4	5	본인/보호자	
16일	월 일		1	2	3	4	5	본인/보호자	
17일	월 일		1	2	3	4	5	본인/보호자	
18일	월 일		1	2	3	4	5	본인/보호자	
19일	월 일		1	2	3	4	5	본인/보호자	
20일	월 일		1	2	3	4	5	본인/보호자	
21일	월 일		1	2	3	4	5	본인/보호자	
22일	월 일		1	2	3	4	5	본인/보호자	
23일	월 일		1	2	3	4	5	본인/보호자	
24일	월 일		1	2	3	4	5	본인/보호자	
25일	월 일		1	2	3	4	5	본인/보호자	
26일	월 일		1	2	3	4	5	본인/보호자	
27일	월 일		1	2	3	4	5	본인/보호자	
28일	월 일		1	2	3	4	5	본인/보호자	

	들은 후 마음이 편안해졌다				표기
	1	2	3	4	
	1	2	3	4	본인/보호자
	1	2	3	4	본인/보호자
	1	2	3	4	본인/보호자
	1	2	3	4	본인/보호자
	1	2	3	4	본인/보호자
	1	2	3	4	본인/보호자
	1	2	3	4	본인/보호자
	1	2	3	4	본인/보호자
	1	2	3	4	본인/보호자
	1	2	3	4	본인/보호자
	1	2	3	4	본인/보호자
	1	2	3	4	본인/보호자
	1	2	3	4	본인/보호자
	1	2	3	4	본인/보호자
	1	2	3	4	본인/보호자
	1	2	3	4	본인/보호자
	1	2	3	4	본인/보호자
	1	2	3	4	본인/보호자
	1	2	3	4	본인/보호자
	1	2	3	4	본인/보호자
	1	2	3	4	본인/보호자
	1	2	3	4	본인/보호자
	1	2	3	4	본인/보호자
	1	2	3	4	본인/보호자
	1	2	3	4	본인/보호자
	1	2	3	4	본인/보호자

MEMO

◈ 집중의 정도
  1 (잘 집중 못함)
  2 (비교적 집중 못함)
  3 (보통)
  4 (비교적 잘 집중함)
  5 (아주 잘 집중함)

◈ 들은 후 마음이 편안해졌다
  1 (거의 차이가 없다)
  2 (보통이다)
  3 (많이 편안해졌다)
  4 (아주 편안해졌다)

하버드대학교 의과대학 명상치료법 Training Diary

12주	들은 날짜	들은 시간	집중의 정도					표기
			1	2	3	4	5	
1일	월 일		1	2	3	4	5	본인/보호자
2일	월 일		1	2	3	4	5	본인/보호자
3일	월 일		1	2	3	4	5	본인/보호자
4일	월 일		1	2	3	4	5	본인/보호자
5일	월 일		1	2	3	4	5	본인/보호자
6일	월 일		1	2	3	4	5	본인/보호자
7일	월 일		1	2	3	4	5	본인/보호자
8일	월 일		1	2	3	4	5	본인/보호자
9일	월 일		1	2	3	4	5	본인/보호자
10일	월 일		1	2	3	4	5	본인/보호자
11일	월 일		1	2	3	4	5	본인/보호자
12일	월 일		1	2	3	4	5	본인/보호자
13일	월 일		1	2	3	4	5	본인/보호자
14일	월 일		1	2	3	4	5	본인/보호자
15일	월 일		1	2	3	4	5	본인/보호자
16일	월 일		1	2	3	4	5	본인/보호자
17일	월 일		1	2	3	4	5	본인/보호자
18일	월 일		1	2	3	4	5	본인/보호자
19일	월 일		1	2	3	4	5	본인/보호자
20일	월 일		1	2	3	4	5	본인/보호자
21일	월 일		1	2	3	4	5	본인/보호자
22일	월 일		1	2	3	4	5	본인/보호자
23일	월 일		1	2	3	4	5	본인/보호자
24일	월 일		1	2	3	4	5	본인/보호자
25일	월 일		1	2	3	4	5	본인/보호자
26일	월 일		1	2	3	4	5	본인/보호자
27일	월 일		1	2	3	4	5	본인/보호자
28일	월 일		1	2	3	4	5	본인/보호자

	들은 후 마음이 편안해졌다				표기
	1	2	3	4	
	1	2	3	4	본인/보호자
	1	2	3	4	본인/보호자
	1	2	3	4	본인/보호자
	1	2	3	4	본인/보호자
	1	2	3	4	본인/보호자
	1	2	3	4	본인/보호자
	1	2	3	4	본인/보호자
	1	2	3	4	본인/보호자
	1	2	3	4	본인/보호자
	1	2	3	4	본인/보호자
	1	2	3	4	본인/보호자
	1	2	3	4	본인/보호자
	1	2	3	4	본인/보호자
	1	2	3	4	본인/보호자
	1	2	3	4	본인/보호자
	1	2	3	4	본인/보호자
	1	2	3	4	본인/보호자
	1	2	3	4	본인/보호자
	1	2	3	4	본인/보호자
	1	2	3	4	본인/보호자
	1	2	3	4	본인/보호자
	1	2	3	4	본인/보호자
	1	2	3	4	본인/보호자
	1	2	3	4	본인/보호자
	1	2	3	4	본인/보호자

MEMO

◈ 집중의 정도
  1 (잘 집중 못함)
  2 (비교적 집중 못함)
  3 (보통)
  4 (비교적 잘 집중함)
  5 (아주 잘 집중함)

◈ 들은 후 마음이 편안해졌다
  1 (거의 차이가 없다)
  2 (보통이다)
  3 (많이 편안해졌다)
  4 (아주 편안해졌다)